rororo

ÜBER DIE AUTOREN

Jean Pütz ist gelernter Nachrichten-Ingenieur und studierter Volkswirt. Er war Lehrer für Mathematik und Physik, bevor er den Journalismus für sich entdeckte. Als Redakteur, Autor und Produzent ging er 1970 zum WDR. Dort entwickelte er die Sendereihe, die ihn berühmt machen sollte und mit 250 Folgen zum TV-Klassiker wurde: die hobbythek.
Heute ist Jean Pütz eine der wichtigsten Instanzen im deutschsprachigen Raum in allen Fragen zu Gesundheit und Ernährung.

Sabine Fricke, geboren 1963, hat Agrarwissenschaften studiert und ist freiberufliche Wissenschaftsjournalistin. Sie hat als Autorin für den Rundfunk, für Zeitungen und zahlreiche Fernsehproduktionen gearbeitet und ist 1988 zum ersten Mal als Co-Moderatorin in der hobbythek aufgetreten. Heute betreut sie die hobbythek redaktionell und moderiert gemeinsam mit Jean Pütz die Sendungen.

Thomas Eberbach studierte Medizin in Münster und arbeitet seit 1984 als niedergelassener Arzt im Bereich Schmerztherapie und Ernährungsberatung in eigener Praxis. Er ist als Leiter des Schmerztherapeutischen Kolloquiums Osnabrück in Lehre und Forschung tätig und Autor zahlreicher Fachpublikationen.

Jean Pütz • Sabine Fricke • Dr. Thomas Eberbach

Das neue hobbythek-Diätbuch

Schlank und gesund durch richtige Ernährung

Rowohlt Taschenbuch Verlag

Die Vorschläge und Rezepte in diesem Buch sind von Autoren und Verlag nach bestem Wissen und Gewissen sorgfältig erwogen und geprüft. Autoren und Verlag übernehmen keine Haftung für etwaige Personen-, Sach- und Vermögensschäden, die sich aus dem Gebrauch oder Missbrauch der in diesem Buch dargestellten Rezepte ergeben.

BILDQUELLEN
S. 8, 21, 40, 44, 53 rechts, 92: Image Source AG; S. 11: © Naturhistorisches Museum Wien; S. 14, 17: EyeWire; S. 16, 45, 47, 63, 65, 66, 73, 80, 90: Mauritius; S. 18, 55 rechts, 71: PhotoDisc®; S. 20: Polar Photo Bank; S. 24: medical vision/Lemke, Peters & Partner, Ratingen-Lintorf; S. 27: NaiS, Düsseldorf; S. 42: pr friends - Agentur für Kommunikation, Köln; S. 55 links: Digital Vision; S. 96: zefa - visual media; S. 99: Informationsgemeinschaft Olivenöl, München.

ALLE ÜBRIGEN FOTOS
Cornelis Gollhardt, Stephan Wieland und Jörg Zaber, Düsseldorf

GRAFIKEN
Designbureau Jochen Kremer/Gabi Mahler, Köln

Vollständig überarbeitete Neuausgabe
Veröffentlicht im Rowohlt Taschenbuch Verlag,
Reinbek bei Hamburg, Januar 2004

Der Band basiert auf der Ausgabe des 1991
bei der Egmont vgs verlagsgesellschaft, Köln
erschienenen Titels: Das Hobbythek-Diätbuch
Umschlaggestaltung any.way, Martina Kloke
(Foto: The Image Bank)
Satz KCS GmbH, Buchholz/Hamburg
Druck und Bindung Universitätsdruckerei H. Stürtz AG,
Würzburg
Printed in Germany
ISBN 3 499 61526 6

Inhalt

Liebe Leserinnen und Leser

„Vorbeugen ist besser als Heilen." Diese Weisheit hat uns schon Paracelsus, der Vater der modernen Heilkunde, überliefert. Erst die moderne Wissenschaft konnte bis ins Letzte belegen, warum dies so wichtig ist.
Gesundheit beruht auf einem subtilen Gleichgewicht zwischen aufbauenden und abbauenden Kräften. Die Zellen unseres Körpers zum Beispiel wollen sich vermehren, so viel und so gut es geht. Wenn sie nicht durch Gegenkräfte gebremst werden, können u. a. Krebs oder andere Tumore entstehen. Gleiches geschieht mit vielen Mikroben, die sich in unserem Körper tummeln und auf die wir einerseits angewiesen sind, die uns andererseits aber auch krank machen können. Der Körper setzt sich permanent mit diesen Mikrobenorganismen auseinander. Es ist vor allem unser Immunsystem, das hier das Gleichgewicht herzustellen weiß. Insofern tragen wir die beste und wirksamste Apotheke permanent mit uns herum, kein Medikamentencocktail könnte Gleiches bewirken. Mikroben helfen aber auch bei der Verdauung der Nahrungsmittel, die wir aufnehmen. Sie wirken dort logischerweise vor allem im Darm. Aber mit der Nahrungsaufnahme von Speisen und Getränken können viele unerwünschte Keime in die Verdauungsrückstände geraten. Darauf ist der Körper zwar seit Urzeiten eingestellt, dafür hat er eine Armada von Gegenmaßnahmen, also ist es konsequent, dass sich hier sozusagen die Vorhut des Immunsystems befindet. Trotzdem können unter Umständen Bakterien, Viren oder Mikropilze die Oberhand gewinnen, dann werden wir krank. Krankheit ist also nichts anderes, als dass das Gleichgewicht des Körpers aus dem Takt gerät.

Krank machen kann aber auch falsche und vor allen Dingen zu viel Nahrung. In der heutigen Zeit haben wir in den Industriestaaten genügend, ja eher zu viel Nahrungsmittel zur Verfügung. Auf diesen Zustand sind die Appetit- und Hungergefühle des Homo sapiens, des vernunftbegabten Menschen, von seiner Herkunft aber nicht eingestellt. In der Savanne, wo eigentlich die Geburt des modernen Menschen stattfand, war Mangel jedenfalls Küchenmeister. Appetitgefühle waren sozusagen der permanente Ansporn, auf Nahrungssuche zu gehen, und das Finden konnte Stunden in Anspruch nehmen. In diesem Plan war der Kühlschrank, die Imbissbude um die Ecke oder die Befriedigung des „kleinen Hungers" zwischendurch nicht vorgesehen. Und so ist es kein Wunder, dass wir ständig in Versuchung geführt werden zu essen, wenn wir es gar nicht brauchen. Hinzu kommt, dass unsere Nahrung heutzutage viel zu energiereich ist, das heißt, es sind viel zu viele Kalorien darin. Fett z. B. besitzt den höchsten Kaloriengehalt, es enthält mehr als doppelt so viele Kalorien wie zum Beispiel Zucker oder Stärke, in etwa gilt das auch für den Alkohol. Dies alles war jedenfalls im Bauplan des Menschen der Savanne nicht so vorgesehen. Insofern müssen wir heute, was das Essen anbelangt, Vernunft walten lassen, oder aber wir überlisten uns, indem wir ballaststoffreiche Nahrung zu uns nehmen, die das Sättigungsgefühl viel eher hervorruft. Natürlich gehört dazu auch eine gehörige Portion Selbstdisziplin.

Kurzum, liebe Leser, eine gesunde Ernährung ist heute wichtiger denn je – ganz besonders dann, wenn Sie ein paar Pfunde zu viel haben oder gar unter Übergewicht leiden. Wichtig ist in diesem Zusammenhang die Aufnahme von genügend Vitaminen, Mineralstoffen und Spurenelementen. Darauf sollten Sie besonders achten, denn diese haben keine Kalorien. In jedem Fall lohnt es sich, seine Ernährungsgewohnheiten mal zu überprüfen, dabei kann Ihnen unser Buch hervorragend helfen.
Seit der letzten Auflage unseres hobbythek-Diätbuchs hat sich in der medizinischen Forschung und in der Ernährungswissenschaft einiges getan. Aus diesem Grund haben wir das bekannte hobbythek-Diätbuch überarbeitet und neueste wissenschaftliche Erkenntnisse recherchiert, einige Themen aktualisiert und überarbeitet. Vor Ihnen liegt nun also ein hochaktuelles hobbythek-Buch zum Thema Diät und Ernährung.

Eigentlich geht es uns heute bei einer Diät nicht mehr in erster Linie darum, um jeden Preis abzunehmen. Vielmehr steht ein ganz neues Bewusstsein im Mittelpunkt: unsere tagtägliche Ernährungsweise. Wenn wir es schaffen, unser Wohlfühlgewicht zu erreichen (und auch zu halten), haben wir auch das Ziel der gesunden Ernährung erreicht.
Doch um dorthin zu gelangen, müssen wir zuallererst unsere schlechten Essgewohnheiten entlarven und lernen, wie wir uns bewusst und gesund ernähren können. In unserem neuen Diätbuch führen wir Sie zuerst einmal in die neuesten ernährungswissenschaftlichen Erkenntnisse ein, die mit sehr viel Sorgfalt zusammengetragen wurden. Dabei haben wir ärztliche Ratschläge und auch agrarwissenschaftliche Forschungsdaten und -methoden einbezogen.

Unser Hauptziel ist es aber, den schlechten Essgewohnheiten den Garaus zu machen, damit wir uns kontinuierlich unserem Wohlfühlgewicht nähern. Denn schließlich geht es bei einer Diät nicht darum, asketische Selbstquälerei zu betreiben, sondern eine sanfte Umstellung der Ernährung zu erreichen und damit eine dauerhafte Verhaltensänderung zu bewirken. Dabei sollen natürlich alle Mahlzeiten gut schmecken und unseren Körper aufbauen. „Wohlfühlen" – oder auch neudeutsch „Wellness" – ist und bleibt das Zauberwort. Denn wer versucht, krampfhaft und gegen seinen Willen abzunehmen, dem wird dies nicht gelingen – den wird unausweichlich der Jo-Jo-Effekt einholen.

Und welche verschiedenen Diäten kommen nun in Frage? Hier möchten wir Ihnen geeignete und ungeeignete Diäten und natürlich deren Folgen zeigen. Warum sich die eine oder andere Diät besonders eignet, wird ebenso aufgeführt wie die Risiken bestimmter Diäten. Im „Lexikon der bösen Folgen" können Sie die Folgen von falscher Ernährung und Übergewicht nachlesen. Dabei wird Ihnen schnell bewusst werden, welche Risiken sich vermeiden lassen, wenn Sie sich gesund und ausgewogen ernähren. Damit Sie wissen, woraus die Lebensmittel bestehen, die Sie alltäglich zu sich nehmen, haben wir die Inhaltsstoffe der Nahrung untersucht. Dabei werden z. B. Cholesterin und die Ballaststoffe genau unter die Lupe genommen. Unser besonderes Augenmerk gilt den Vitaminen und Mineralstoffen, deren Funktion sowie Über- und Unterdosierung wir detailliert beschreiben.

In einem ganz eigenen Kapitel haben wir uns dem Thema „Forschung in Sachen Gesundheit" gewidmet und nach den neuesten Erkenntnissen und bahnbrechenden Feststellungen geforscht. In den letzten Jahren haben ja einige Lebensmittelskandale weite Kreise gezogen, und es ist für uns Verbraucher kaum noch zu durchschauen, welche Nahrungsmittel nun empfehlenswert sind und von welchen abzuraten ist.

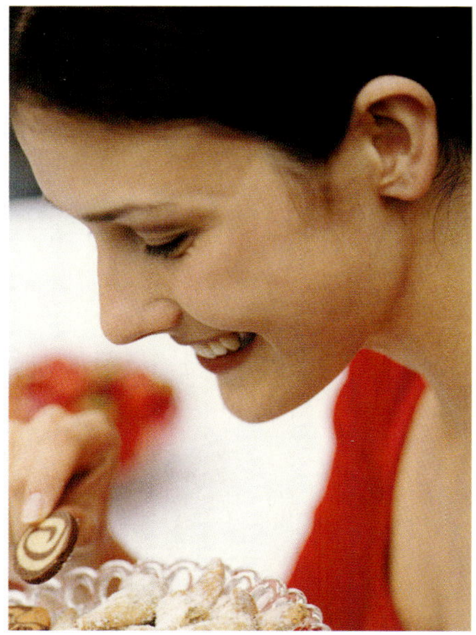

Dass es uns bei unserem Diätbuch und dem Thema Abnehmen nicht um kalorienbezogene Erbsenzählerei geht, sollten Sie bemerkt haben. Wir möchten Sie durch bewusste und gesunde Ernährung zu einem guten Körpergefühl hinführen, welches letztlich Ihre Lebensfreude erheblich fördern wird. Das Motto lautet: „Abspecken à la hobbythek“, also Tag für Tag genussvoll essen. Anhand einiger Regeln zeigen wir Ihnen, wie Sie am sinnvollsten und ohne Selbstquälerei abnehmen können. Mit Bewegung und richtiger Ernährung ist das nun wirklich für jeden machbar!

Aber es stellen sich ja weiterführende Fragen, z. B.: Wie kann ich den bekannten und gefürchteten Jo-Jo-Effekt austricksen und mein Wohlfühlgewicht halten? Oder: Wie stärke ich auf Dauer mein Immunsystem? All diese Fragen werden wir versuchen, nach dem neuesten Wissensstand zu beantworten. Ein besonderer Dank gilt in diesem Zusammenhang der Wissenschaftsjournalistin Jutta Beiner-Lehner, die dieses Buch fachlich überarbeitet hat.
Zum Schluss bieten wir Ihnen wie immer einige ausgewählte Rezepte an, um Ihnen die neue Ernährungsweise richtig „schmackhaft“ zu machen! Alle Rezeptvorschläge sind einfach nachzukochen und lecker – also für jedermann geeignet!

Gestatten Sie mir noch eine persönliche Bemerkung: Es ist nicht nur eine Worthülse, wenn ich sage, dass ich viele Tipps und Empfehlungen, die ich in Sendungen oder auch Büchern gegeben habe, stets selbst ausprobiert habe. Möglicherweise habe ich daher – was meine Gesundheit anbelangt – am meisten von der hobbythek profitiert: Ich bin mittlerweile 67 Jahre alt und noch so voller Tatendrang, dass es mir wie ein Wunder vorkommt. Während viele Menschen sozusagen nur eine Generation intensiv (er)leben, ist es mir mittlerweile gelungen, das auch noch in der dritten Generation zu tun. Das ist mir vor allem deshalb gelungen, weil ich mich auf eine gesunde, aber auch abwechslungsreiche Ernährung eingestellt habe. Gleiches wünsche ich Ihnen auch, allerdings meiden Sie Fanatismus oder jegliche andere Einseitigkeit.
Ich wünsche Ihnen viel Spaß mit dem neuen Diätbuch und vor allen Dingen einen gesunden Appetit, der Sie Ihrem Wohlgefühl schnell näher bringen wird.

Ihr 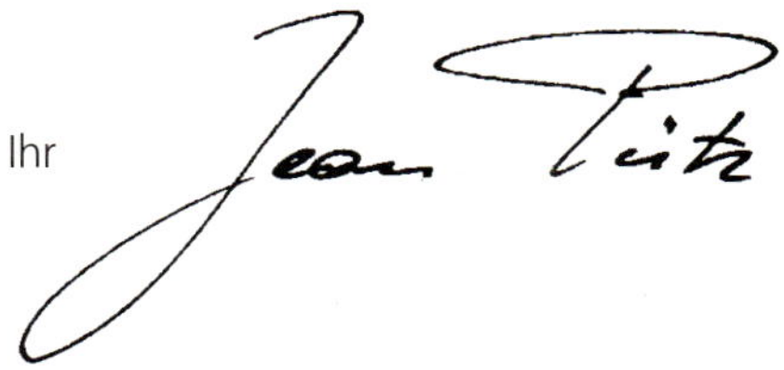

Die Figur – eine Frage der Zeit

Ein Rückblick

Welche Figur empfinden wir als schön? Das war seit Menschengedenken eine Frage des Geschmacks. In der frühgeschichtlichen Kunst fällt einem sofort die Vorliebe für eine immense Leibesfülle auf. Die Venus von Willendorf, etwa 30 000 Jahre alt, ist ein typisches Beispiel dafür. Ihre überbordenden Formen machten sie zur Symbolfigur eines Fruchtbarkeitskultes. Von den gesundheitlichen Risiken derart prallen Übergewichts ahnte damals niemand etwas. Aber die Jäger und Sammler der Altsteinzeit schätzten vermutlich so ein stattliches Fettdepot, denn in kargeren Zeiten, wenn das Nahrungsangebot nicht so üppig war, sicherte dieses das Überleben. Die Konservierung oder spezielle Lagerung von Nahrungsmitteln war noch unbekannt, und es wurde gegessen, was die Natur hergab. So standen in vegetationsarmen Jahreszeiten bestenfalls Getreide und einige haltbare Feld- und Baumfrüchte zur Verfügung. Besonders schwangere Frauen brauchten daher große Mengen an „Reservefett", um das eigene Leben und das ihrer Kinder zu sichern.

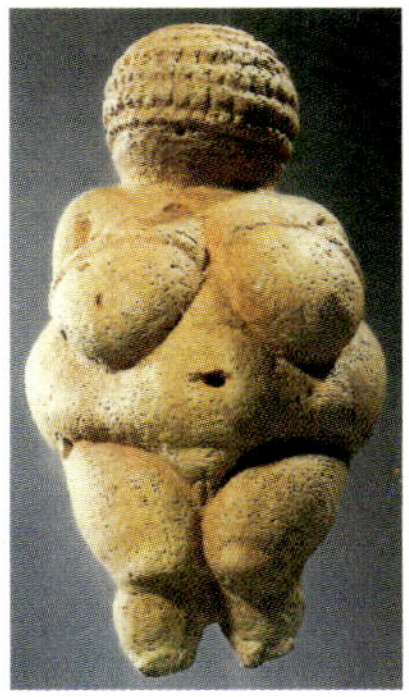

Aus heutiger Sicht hatte die Venus von Willendorf zu viel Speck auf den Hüften.

Übrigens: Caesar wollte dicke Männer um sich haben, allerdings aus Eigennutz. Er fürchtete angeblich den Ehrgeiz der Dünnen und verließ sich lieber auf das Phlegma der beleibteren Zeitgenossen.

Die perfekt geformten Athleten der Antike wurden in der Renaissance wieder entdeckt. Dieses Ideal konnte sich aber nicht allzu lange halten. In der Zeit um die vorletzte Jahrhundertwende imponierten stattliche Bäuche und dicke Uhrketten. Bereits damals machte man Geschäfte mit Kraftpillen gegen Magerkeit. In den 20er Jahren genoss der knabenhafte Frauentyp hohes Ansehen. In der Nazizeit galten dann die vor Muskeln strotzenden „Kraft-durch-Freude-Typen" als Schönheitsideal.
Der Hunger während und nach dem Zweiten Weltkrieg schuf den „Otto Normalverbraucher", auf den – zumindest sprachlich – heute noch gerne zurückgegriffen wird. Gert Fröbe verkörperte unvergesslich die gleichnamige Rolle in dem Film „Berliner Ballade" – damals noch rank und schlank.
Die Gegenbewegung ließ nicht lange auf sich warten: Die Deutschen zeigten stolz den Wirtschaftswunderbauch. Folglich konnte man Gert Fröbe mit vom Zeitgeist geprägten Leibesumfang in vielen Filmen bewundern.
Diese erste Fresswelle wurde dann in den „Swinging Sixties" durch eine Mode abgelöst, die in dem spindeldürren „Kleiderständer" Twiggy seine Personifizierung fand.

Zielmarke Wohlfühlgewicht

Was das Gewicht angeht, haben uns kleine Nager so einiges voraus: Füttert man sie über ihren Bedarf hinaus, so werden sie nicht – wie inzwischen die Hälfte aller Deutschen – übergewichtig. Grund dafür ist, dass sie braunes Fettgewebe besitzen. Damit verwandeln sie überschüssige Energie zu Wärme – die Überlebensgarantie während des Winterschlafs. Der Trick der Natur: Nur im braunen Fettgewebe befindet sich ein Protein namens UCP (*Uncoupling Protein* oder Entkopplerprotein), das einen bestimmten Stoffwechselweg, der bei zu viel Essen zur Fettansammlung führt, einfach unterbricht. Hamster und Co. dürfte ihre Traumfigur auf Lebenszeit egal sein. Unserem weißen Fettgewebe fehlt bedauerlicherweise dieses Eiweiß.

Viele Menschen in den Industrieländern dagegen würden gerne der eigenen Traumfigur etwas näher kommen. Nicht nur aus Gründen der Eitelkeit, denn längst hat es sich herumgesprochen, dass **Übergewicht** auf lange Sicht der Gesundheit schadet. Diabetes, Gallensteine, Hypertonie, Herzerkrankungen, Schlaganfall, Gicht und Gallenblasenerkrankungen sind Risiken, die mit zu vielen Kilos einhergehen. Als Folgen der mechanischen Überbelastung muss man zudem mit Arthrosen, Rückenbeschwerden, verminderter körperlicher Leistungsfähigkeit und Kurzatmigkeit rechnen.
Amerikanische Lebensversicherer propagierten das **Idealgewicht** (= Körpergröße in Zentimetern minus 100 minus 10 bis 15 %) lange Zeit als das Nonplusultra. Sie erhofften sich dadurch nicht zuletzt höhere Prämien von ihren zahlreichen korpulenten Kunden. Heute weiß man: Gesünder sind im mittleren Lebensalter meistens diejenigen, die **Normalgewicht** auf die Waage bringen. Nach dem französischen Arzt Pierre Paul Broca errechnet sich dieses aus der Körpergröße in Zentimetern minus 100. Ernährungswissenschaftler sprechen sich inzwischen für das so genannte **Wohlfühlgewicht** als die optimale Zielmarke aus. Hier soll der Individualität jedes Einzelnen Rechnung getragen werden. Wer sich in seinem Körper mit einem Gewicht, möglichst nahe am Normalgewicht, wohl fühlt und dieses ohne große Kalorienzählerei halten kann, der hat sein ganz persönliches Wohlfühlgewicht erreicht.

Der **Body-Mass-Index** (BMI) geht, noch besser als die Broca-Formel, auf die Relation von Körpergröße und Gewicht ein und berücksichtigt zusätzlich das Geschlecht.
BMI = Körpergewicht in Kilogramm geteilt durch Körpergröße in Metern zum Quadrat.

Eine Frau, die 165 Zentimeter misst und 58 Kilogramm wiegt, hat einen BMI von 21. Sie kann sich über ein Normalgewicht freuen, wie die Tabelle der World Health Organisation (WHO) zeigt:

	BMI
Untergewicht	<18,5
Normalgewicht	18,5 bis 24,9
Übergewicht	25,0 bis 29,9
Adipositas Grad I	30,0 bis 34,9
Adipositas Grad II	35,0 bis 39,9
Adipositas Grad III	> 40

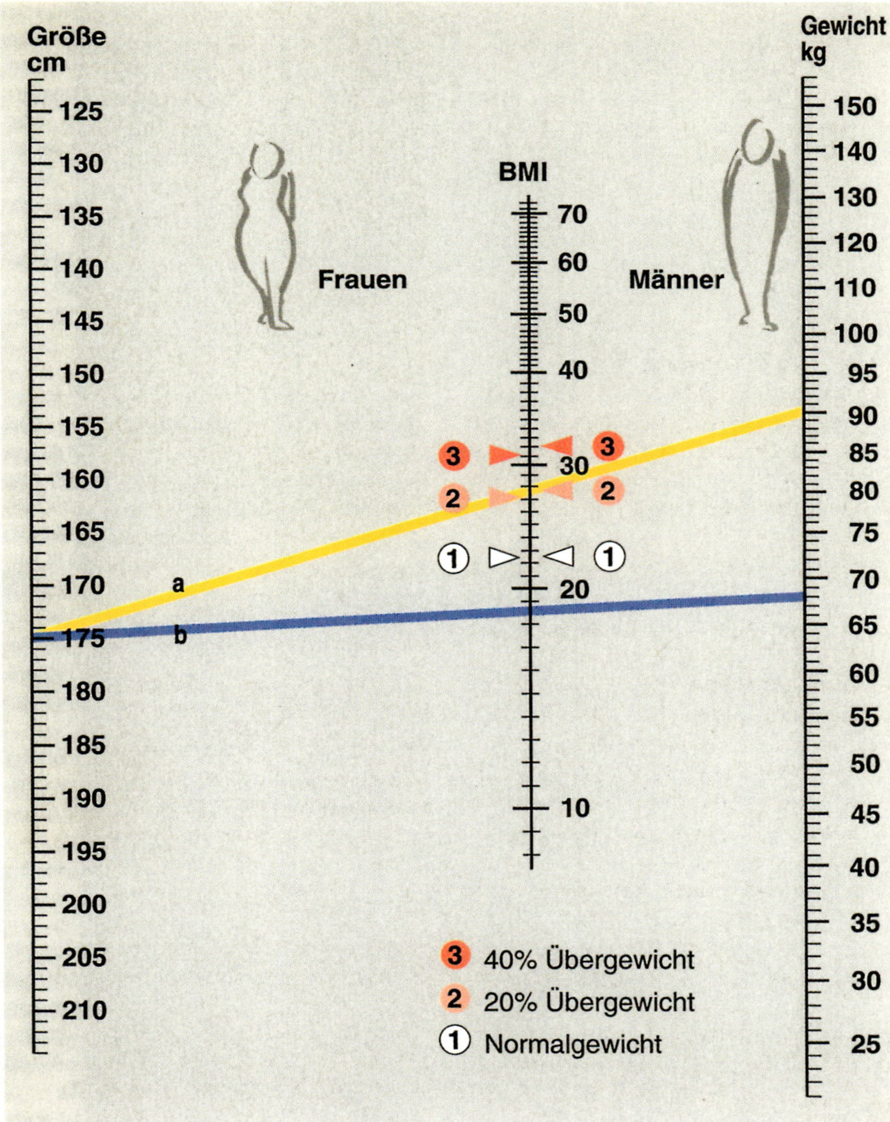

Durch Anlegen eines Lineals zwischen Größenskala und Gewichtsskala können Sie Ihren BMI leicht feststellen.

Auch das Alter wird heutzutage berücksichtigt. Bei älteren Menschen zwischen 55 und 65 Jahren gilt ein BMI bis 28 als normal.
Mediziner raten ab einem Body-Mass-Index von 30 zu einer ärztlichen Behandlung, um das Gewicht zu reduzieren. Denn bei Werten über 30 BMI sinkt die Lebenserwartung.
Das Risiko, an einer der genannten Komplikationen zu erkranken, hängt nicht nur davon ab, wie viel Fett jemand angesetzt hat. Auch die geschlechtsspezifische Verteilung am Körper ist von Bedeutung.
Es gibt einen männlichen und einen weiblichen Typ der Fettverteilung. Diese Unterscheidung beobachtete bereits vor 40 Jahren der Franzose Jean Vague. Er prägte die Begriffe androide (männliche) und gynoide Adipositas (weibliche Fettleibigkeit).
Männer haben meist übermäßigen Bauchspeck bei relativ flachem Po und schlanken Beinen. Bei Frauen sammelt sich Fett eher an den Hüften und Oberschenkeln.
Die androide Adipositas wird auch Stammfettsucht genannt, bei relativ flachem Po und schlanken Beinen. Bei der gynoiden Adipositas sind auch die Extremitäten, also Beine und Arme, betroffen. Mit der Stammfettsucht scheint ein größeres Herz-Kreislauf-Risiko einherzugehen. Über diese Geschlechtergrenzen hinweg gibt es unzählige Mischformen, vom fetten Eunuchen bis zum stämmigen Mannweib. Diese Phänomene sind wahrscheinlich hormonabhängig. Eines der weiblichen Hormone, das Östrogen, schützt vermutlich Frauen bis zu den Wechseljahren, wenn die Östrogenkon-

zentration sinkt, vor den Risiken einer Herz-Kreislauf-Erkrankung sowie vor hohen Cholesterinwerten. Neben dem sinkenden Östrogenspiegel lässt auch der höhere Nikotinkonsum bei Frauen nach den Wechseljahren diese Risiken steigen.

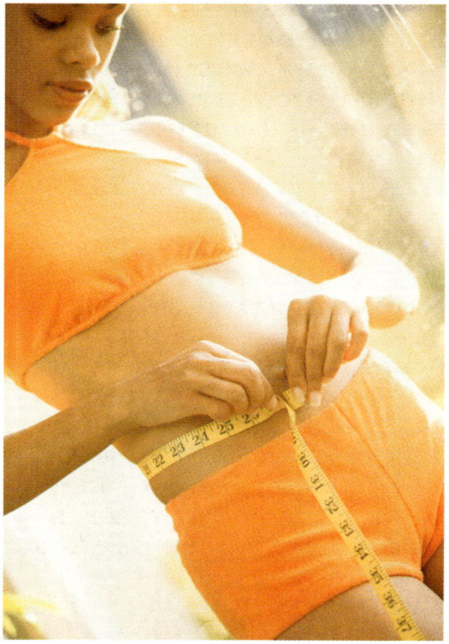

Den Taillen-Hüft-Quotienten kann man mit Hilfe eines Maßbandes feststellen: Gemessen werden der Taillen- und der Hüftumfang, etwa in Höhe des Nabels und des Hüftgelenks.

Jeder kann bei sich selbst die Diagnose stellen: Der Wert für den Taillenumfang wird durch den Wert des Hüftumfangs geteilt. Ein Beispiel: Beträgt der Taillenumfang einer Frau 80 cm und der Hüftumfang 101 cm, so ergibt sich ein **Taillen-Hüft-Quotient** von 0,70 (gynoider Typ). Eine androide, eher männliche Fettverteilung liegt bei Frauen vor, wenn der Taillen-Hüft-Quotient größer als 0,85 ist; ist der Wert kleiner, handelt es sich wie im Beispiel um einen gynoiden Typ. Bei Männern liegt der Grenzwert bei 1,0; liegt der errechnete Quotient darüber, liegt ein androider Typ vor, darunter ein gynoider. Bei älteren Menschen erhöht sich der Fettanteil generell in der Bauchregion; damit steigen die entsprechenden gesundheitlichen Risiken.

Ist Übergewicht erblich?

An der Entstehung von Übergewicht sind auch die Gene beteiligt. Davon sind Ernährungswissenschaftler heute überzeugt. Der Body-Mass-Index (s. S. 12) ist zu etwa 60 bis 80 % erblich veranlagt. Zwillings-, Adoptions- und Familienstudien untermauern diese Theorie. Und nicht nur Körpergewicht und Fettmasse, sondern auch die individuelle Gewichtszu- bzw. -abnahme unter Reduktionskost werden durch genetische Faktoren wesentlich beeinflusst. Wenn die Veranlagung zu üppigen Formen mit ständiger Kalorien- und Fettaufnahme einhergeht, setzt man zwangsläufig Speck an. Bewegungsmangel fördert dies noch.

Die genetischen Voraussetzungen für die Fettansammlungen waren in früheren Zeiten, als das Nahrungsangebot knapp war, ein entscheidender Überlebensvorteil und daher während der menschlichen Evolution ein Selektionsvorteil.

Da es in den westlichen Industrieländern, was das Angebot an Essen betrifft, wie im Schlaraffenland zugeht, ist dieser einstige Pluspunkt zum großen Nachteil geworden. Es handelt sich dabei um verschiedene Gene, die das Körpergewicht beeinflussen. Ihre genaue Identifizierung ist schwierig. Keines von ihnen ist allein für das hohe Gewicht verantwortlich, jedes einzelne erhöht jedoch das Risiko, Übergewicht mit sich herumzuschleppen.

In die Diskussion geraten ist auch das Protein *Leptin*. Bei Mäusen mit Adipositas haben Forscher festgestellt, dass eine Mutation im Leptinrezeptorgen vorliegt. Inwieweit diese Ergebnisse aber auf den Menschen übertragbar sind, ist noch nicht sicher.

Leptin (griech.: *leptos* = dünn) wird in Fettzellen gebildet, gelangt durch die Blut-Hirn-Schranke zum Zentralnervensystem (ZNS) und bindet sich dort an Leptinrezeptoren im Hypothalamus. Verminderter Appetit sowie ein erhöhter Energieverbrauch sind die Folgen. Leptinrezeptoren kommen vermutlich noch in anderen Teilen des ZNS sowie im peripheren Gewebe vor. Deren exakte Bedeutung ist noch unklar. Adipöse weisen zwar eine erhöhte Plasmakonzentration des Proteins auf, haben aber dennoch ein gestörtes Sättigungsgefühl. Denn wenn der Körper zu viel Fett ansetzt, wird schließlich so viel Leptin gebildet, dass es nicht mehr genügend Leptinrezeptoren im Hypothalamus gibt, an die sich die Moleküle binden könnten.

Die natürlichen Signale für Appetit und Sättigung geraten damit aus dem Gleichgewicht.

Für genetische Ursachen der Fettsucht spricht auch eine dänische Studie: 80 % der Kinder übergewichtiger Eltern sind zu dick. Bei normalgewichtigen Eltern sind es nur 14 %.
Hinzu kommt natürlich, dass in Familien auch die Essgewohnheiten weitervermittelt werden – im Guten wie im Schlechten. Dabei spielen auch soziale Faktoren eine Rolle, denn oft sind preiswerte Lebensmittel weniger gesund. „Fresser werden nicht geboren, sondern erzogen", heißt es nicht umsonst. Das gilt sogar für das Geschmacksempfinden. Kleinkinder, die überwiegend mit Fertignahrung gefüttert werden, greifen auch später eher zu solchem Essen, weil sie es einfach leckerer finden als frisch Gekochtes. Dicke sind es auch gewohnt, die eigene Fülle zur Norm zu erklären. Sie haben oft eine andere Betrachtungsweise, was ihren Körper und den der anderen angeht. Ein Kind mit normaler Figur erscheint ihnen schnell als magerer Spätentwickler, der schnellstens aufgepäppelt werden sollte.
Man kann also davon ausgehen, dass es sowohl die Gene als auch die Essgewohnheiten sind, die übermäßige Körperfülle erzeugen. Und ebenso nehmen Fachleute inzwischen an: Wenn der Körper übermäßigen Hunger entwickelt, ist es in Wirklichkeit oft die Seele, die nach Nahrung verlangt. In diesen Fällen ist daher möglicherweise eine psychologische Therapie angezeigt und kann mit dem Arzt besprochen werden.

Essstörungen

Das körperliche Idealmaß wird in unserer Gesellschaft oft mit Glück, Lebensfreude, Liebe etc. in Verbindung gebracht. „Bin ich nur schön und schlank, wird alles in meinem Leben gut" – dieses Bild wurde und wird in der Werbung unter die Leute gebracht. Wen wundert es da schon, dass gerade Heranwachsende mit ihrer Suche nach Identität dem schönen Schein nacheifern. Viele von ihnen setzen alles daran, um diesen Vorbildern zu entsprechen, notfalls mit Gewalt gegen den eigenen Körper. Wenn daraus eine Sucht, d. h. das Thema „Gewicht" lebensbestimmend wird, sind Tür und Tor für Essstörungen geöffnet. Die Nahrungsaufnahme verliert ihre natürliche Funktion und gerät zum Zwangsverhalten. Wahllos werden Lebensmittel in sich hineingefuttert, ohne auf die Signale des Körpers zu achten.

Essen ist von Geburt an mit tiefen Gefühlen verbunden. Beim Stillen erfährt der Säugling zugleich Zuwendung und Streicheleinheiten – Dinge, die für sein emotionales Überleben wichtig sind. In der Kindheit ist es dann das schnell als Trostpflaster in den Mund geschobene Stückchen Schokolade, das es in späteren Jahren schwer macht, ein unbefangenes Verhältnis zum Essen zu haben.
„Essstörungen sind ein großes gesundheitspolitisches und volkswirtschaftliches Problem", beklagt der Internist und Psychiater Werner Köpp vom Benjamin-Franklin-Klinikum der Freien Universität Berlin. Er betreute eine große wissenschaftliche Studie über Essstörungen, die von 1993 bis 1998 lief.

Bei ungünstigen Lebensbedingungen (Probleme im Elternhaus, mit Gleichaltrigen etc.) wächst die Gefahr, an einer Essstörung zu erkranken. Hierzu gehören die Magersucht *(Anorexia nervosa)*, die Bulimie *(Bulimia nervosa)* oder Episoden von Essanfällen (*Binge-Eating*-Störung).
Es werden allerdings derzeit auch andere Ursachen für das Ausbrechen dieser Krankheiten diskutiert. Neben genetischen Faktoren könnten möglicherweise sogar Hormonstörungen eine Rolle spielen. Vor einiger Zeit entdeckte der japanische Forscher Masashi Yanagisawa die so genannten *Orexine*. Hierbei handelt es sich um Hormone, die offenbar den Appetit kontrollieren. Untersucht wird inzwischen, ob ihre Konzentration bei Patienten mit Magersucht oder Bulimie verändert ist.
Andere Theorien gehen davon aus, dass die Konzentrationen der Botenstoffe *Serotonin* und *Norepinephrin* bei Essgestörten nicht im Normbereich liegen. Dies ist auch bei Depressiven der Fall und würde erklären, warum auch Magersüchtige häufig unter Stimmungstiefs leiden.

Magersucht

Die Magersucht *(Anorexia nervosa)* tritt vor allem bei jungen Mädchen in der Pubertät auf. Aber auch immer mehr Jungen leiden unter dieser Erkrankung.
Im Jahr 2002 gab es in der Bundesrepublik mehr als 100 000 Frauen zwischen 15 und 35 Jahren, die an Magersucht litten. Diese Patientinnen trachten danach, durch krasse Diäten oder sogar Nahrungsverweigerung ein

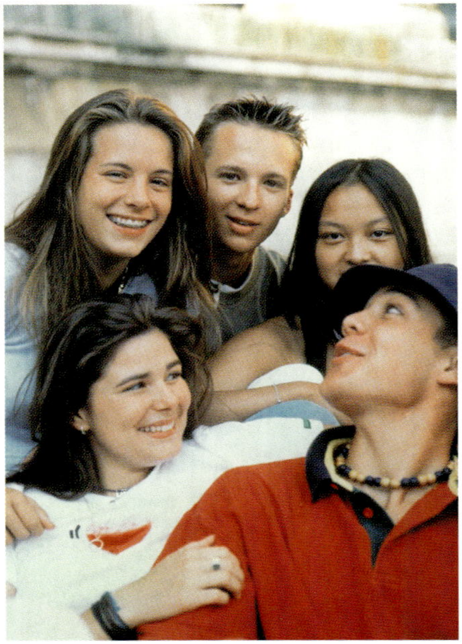

Während der Pubertät ist die Gefahr besonders groß, an einer Essstörung zu erkranken, die sogar lebensbedrohlich sein kann.

sehr niedriges Körpergewicht zu erreichen bzw. zu halten, selbst wenn ihr Leben dabei in Gefahr gerät. Der BMI (s. S. 12) liegt dann unter 17,5, das Körpergewicht mindestens 15 % unter dem Normalgewicht. Häufig treiben die Betroffenen exzessiv Sport und nehmen Appetitzügler oder Abführmittel. Die Vorstellung zuzunehmen wird zum Wahn.
Es ist offensichtlich, wie sehr bei dieser Störung die Seele in Mitleidenschaft gezogen wird. Dennoch sind die genauen Gründe für den Ausbruch von Magersucht noch nicht hinreichend geklärt. Vermutet werden sowohl gesellschaftliche und psychische als auch erbliche Faktoren.

Mediziner sprechen von einer **Körperschema-Störung**, wenn sich die Patienten trotz ihrer extremen Dürre immer noch zu dick fühlen, wie es bei Magersüchtigen oft der Fall ist. Fest steht, dass bei den Patientinnen das Selbstwertgefühl sehr gering ist und Probleme mit der eigenen Geschlechterrolle existieren.
Vorrangige Ziele bei der Therapie der Magersucht sind Gewichtszunahme, Normalisierung des Essverhaltens und der seelischen Entwicklung. Die Gründe für die Verweigerung der Nahrungsaufnahme liegen häufig in einem unbewussten Ablehnen der Frauenrolle. Durch die radikale Gewichtsabnahme schwinden alle weiblichen Formen, und bei längerem Fasten bleibt sogar die Regelblutung aus.
Bei der Psychotherapie, die jede Behandlung einer Magersüchtigen begleitet, kommen häufig verdrängte Konflikte innerhalb der Familie ans Licht. Nicht selten handelt es sich um so genannte Bilderbuchfamilien, bei denen nach außen alles perfekt wirkt, die Probleme aber unter den Teppich gekehrt werden. Auch eine außerordentlich dominante Mutter, unter der die Tochter leidet, sehen manche Wissenschaftler als typisch bei Magersüchtigen an. Die besten Heilungsaussichten bestehen daher, wenn alle Mitglieder der Familie in die Therapiegespräche mit einbezogen werden. 60 bis 70 % der Patientinnen haben auf lange Sicht gute Chancen, wieder gesund zu werden, und überwinden die Magersucht.

Bulimie

Wer unter Bulimie *(Bulimia nervosa)* leidet, denkt ständig ans Essen, mit einer unwiderstehlichen Gier nach Lebensmitteln. Das wohl prominenteste Beispiel war die englische Prinzessin Diana. Gegenüber den untergewichtigen Magersüchtigen besitzen Bulimiker in der Regel Normalgewicht.
Während heimlicher Fressanfälle stopfen die Patientinnen (auch hier sind in der Regel Frauen betroffen) Unmengen von Essen – Wurst, Käse, Brot, Obst, Süßigkeiten, Chips etc. – innerhalb kürzester Zeit wahllos in sich hinein. Um nicht dicker zu werden, erbrechen sie anschließend alles wieder. Sie entwickeln starke Schuld- und Ekelgefühle und versuchen dann, durch strenge Hungerphasen die Sache in den Griff zu bekommen – bis zur unweigerlich nächsten Essattacke. Auch durch Missbrauch von Abführmitteln, Appetitzüglern oder Schilddrüsenmitteln versuchen sie, dem Ansetzen von Fett entgegenzuwirken.
Durch das häufige Erbrechen kommt es bei Bulimikerinnen zu einem Mangel an Mineralstoffen und Spurenelementen. Auch Zahnschäden und lebensbedrohliche Herzrhythmusstörungen bleiben auf Dauer nicht aus.
Viele dieser Frauen litten in früheren Jahren an Magersucht. Kennzeichen ihrer Persönlichkeit sind ebenso wie bei Magersüchtigen starke Selbstwert- und Identitätsprobleme. Aussichtsreich bei der Behandlung der Bulimie ist daher in

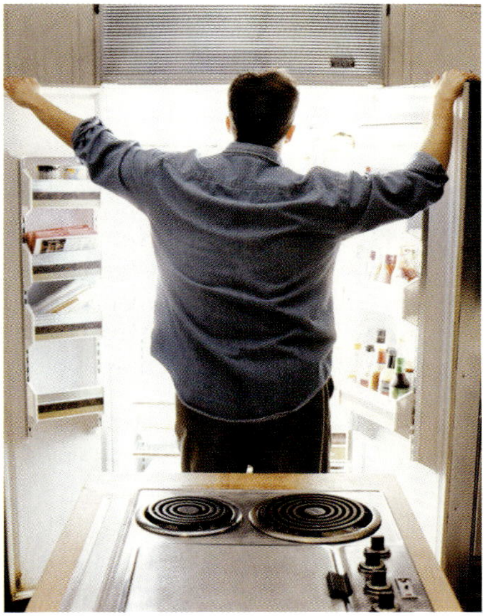

Bei Heißhungerattacken stopfen Menschen, die unter Bulimie leiden, in kurzer Zeit alles in sich hinein, was sich im Kühlschrank findet.

erster Linie eine Psychotherapie. Auch Selbsthilfegruppen und -bücher bieten Unterstützung. Die Heilungsquote liegt langfristig bei 80 %.

Binge-Eating-Störung

Die Binge-Eating-Störung (BES) ist die häufigste Essstörung (engl. *binge* = Gelage). Sie betrifft etwa zwei von 100 Normalgewichtigen und jeden 20. Übergewichtigen. Zwei von fünf BES-Patienten sind Männer. Alle bringen meist erhebliches Übergewicht auf die Waage. In den USA schon lange bekannt, findet diese Erkrankung zunehmend auch bei deutschen Ernährungswissenschaftlern und Medizinern Beachtung.
Eine BES liegt dann vor, wenn wenigstens an zwei Tagen in der Woche und über einen Zeitraum von sechs Monaten Essattacken auftreten.

So zeigt sich eine BES:

- innerhalb von zwei Stunden extremer Lebensmittelverzehr
- besonders schnelles Essen
- Essen bis zum extremen Völlegefühl
- Essen, ohne hungrig zu sein
- alleine essen aus Schuld- und Schamgefühlen
- die Essattacken werden als belastend empfunden

Außerdem besteht meist nicht der Wunsch, das Gegessene wieder loszuwerden – weder durch Erbrechen noch durch Fasten, Abführmittel oder Sport.
Die Behandlung der Binge-Eating-Störung hat zwei Ziele:
1. Normalisierung des Essverhaltens.
2. Behandlung der zugrunde liegenden seelischen Konflikte.

Mit Verhaltenstherapien wurden dabei gute Erfahrungen gemacht. Ein Tagebuch zu führen kann wertvolle Hilfe leisten. Nicht nur die gegessene Nahrungsmenge wird in dem Buch notiert, sondern ebenso Stimmungen, Gefühle und Gewohnheiten, die mit den Essattacken einhergingen.

Gegenüber dem typischen Übergewichtigen leidet der BES-Kranke an einer regelrechten Sucht. Heißhungerattacken mit dem Verlust der Selbstkontrolle gehören zum Alltag. Damit sind Scham- und Schuldgefühle verbunden, mit dem ständigen Versuch, das Verhalten unter Kontrolle zu bringen. Wenn dies scheitert, ziehen sich die Betroffenen häufig von anderen Menschen zurück und leben die Essanfälle im Geheimen aus. Auslöser sind häufig Ärger, Frustration oder Langeweile. Psychologen vermuten, dass so der Versuch unternommen wird, unangenehme Gefühle durch die Ersatzbefriedigung Essen zu überspielen. Der Schlüssel für diese Verhaltensmuster ist häufig, wie meist bei Essstörungen, in der Kindheit zu finden.
Ebenso haben Studien ergeben, dass Menschen mit emotionalen Schwierigkeiten oft außerstande sind, diese von Hunger klar abzugrenzen. Einen Weg aus dem Dilemma bieten daher auch alle Therapien, die die Selbstwahrnehmung fördern.
Wer sich seinen Kummer, z. B. über eine unglückliche Partnerschaft, endlich eingesteht, hat schon den ersten Schritt zur Heilung der BES getan. Sich mit anderen zusammentun, die unter ähnlichen Problemen leiden, und das Problem überhaupt offen ansprechen kann für viele Betroffene eine enorme Hilfe sein, um das Essverhalten wieder zu normalisieren und den Teufelskreis zu durchbrechen.
Informationen hierzu gibt es im Internet unter: www.essprobleme.de; www.selbsthilfe.solution.de/cinderella/adressen.html; www.magersucht.de; www.bulimie-online.de.

Diäten zwischen Sinn und Unsinn

Den Wunsch abzunehmen tragen zahlreiche Deutsche ebenso mit sich herum wie die überschüssigen Kilos. Wenn der Frühling naht und die Ernährungssünden der kalten, dunklen Monate nicht mehr so leicht zu kaschieren sind, trachten Jahr für Jahr Heerscharen danach, den Wunsch nach einem schlanken Körper endlich erfolgreich in die Tat umzusetzen. Zeitungs- und Büchermarkt bieten rechtzeitig eine wahre (Papier-)Flut an Diätvorschlägen: „Ihr Traumgewicht in drei Tagen" oder „Fettfrei übers Wochenende" lauten die meist unseriösen Versprechungen. Der Leser möchte es nur zu gerne glauben. „Dabei werden wohl 95 % der diesjährigen Frühjahrsdiät-Klientel auch in der kommenden Saison wieder mit am Start sein", weiß der Hamburger Ernährungspsychologe Joachim Westenhöfer. Die niederschmetternde Erfolgsbilanz dieser Crash-Kuren tue dem Glauben an deren Wirksamkeit keinen Abbruch.
Ernährungswissenschaftler fanden heraus, dass sich längst auch Kinder in der eigenen Haut nicht mehr wohl fühlen. Und tatsächlich wird auch unser Nachwuchs immer fülliger – mit sämtlichen gesundheitlichen Folgeerscheinungen.
Eine Umfrage des Therapiezentrums für Essstörungen und des Bayerischen Gesundheitsministeriums brachte 1999 ans Licht: Etwa jedes zweite Mädchen und jeder dritte Junge von elf Jahren am Gymnasium sind mit ihrer Figur unzufrieden. Die befragten Kinder wollten gerne dünner sein; ein Drittel hatte schon einmal versucht abzunehmen.
Dabei gilt superschlank ungebrochen als das Schönheitsideal unserer Tage. Schaufensterpuppen etwa haben heute rund zehn Zentimeter weniger Hüftumfang und fünf Zentimeter dünnere Oberschenkel als in den 20er Jahren. Und im Jahr 1965 wogen Models im Schnitt „nur" 8 % weniger als der Durchschnitt der Frauen, heute sind sie bereits 23 % leichter.
Doch Fachleute raten unbedingt dazu, im Rahmen der eigenen Möglichkeiten zu bleiben und das so genannte **Wohlfühlgewicht** anzupeilen (s. S. 12). Denn den viel zitierten guten Futterverwerter, bei dem sich jedes Tortenstück sofort in Hüftspeck umwandelt, gibt es wirklich. Andererseits kennt jeder Leute, die trotz ungebremster Schlemmerei kein Gramm mehr auf die Waage bringen. Hier hält sich in der Fachwelt die Theorie der so genannten *Luxuskomsumption*. Bei den Betroffenen ist der Körper bei einem Überangebot an Nahrung über energieaufwendige Stoffwechselwege in der Lage, mit dem Kalorienüberschuss auf andere Weise fertig zu werden, etwa durch Abgabe von Wärme.

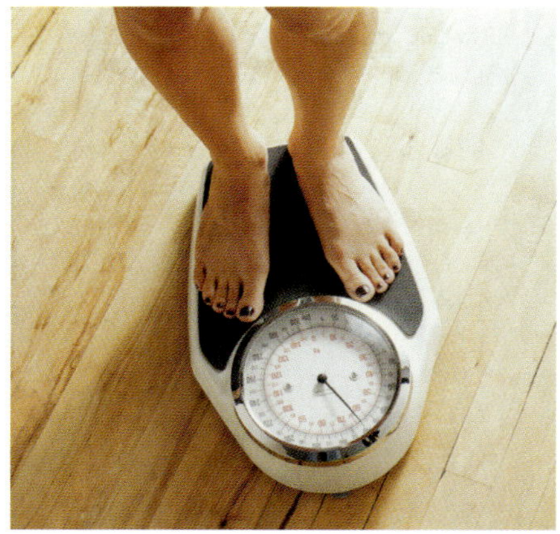

Trotz aller Schönheitsideale und Diätversprechungen: Bleiben Sie bei Ihrem Wohlfühlgewicht.

Sind Sie esssüchtig? (Test nach M. Katahn; Auswertung siehe Seite 20)

Bitte kreuzen Sie die entsprechenden Spalten an:

	Manchmal	Ja	Nein
1. a) Haben Sie Heißhunger auf bestimmte Speisen?			
b) Haben Sie echten physischen Hunger?			
c) Falls ja, essen Sie auch, wenn Sie nicht hungrig sind?			
d) Sind Sie sich deutlich bewusst, was Sie essen?			
2. Sehen Sie mit Vergnügen und Erwartung dem Augenblick entgegen, da Sie allein essen?			
3. Essen Sie mit anderen vernünftig und entschädigen Sie sich, wenn Sie allein sind?			
4. Haben Sie Gefühle von Schuld und Reue, wenn Sie essen?			
5. Haben Sie Gefühle von Schuld und Reue, wenn Sie sich überessen?			
6. Planen Sie Ihre geheimen Diätsünden im Vorhinein?			
7. Bringen Sie es fertig, von einem Kuchen oder von Süßigkeiten nur die Hälfte zu essen und den Rest stehen zu lassen?			
8. Kochen Sie gern für andere, obwohl Sie nicht gern essen, was Sie gekocht haben?			

	Manchmal	Ja	Nein
9. Meiden Sie Gesellschaft, weil Sie mit Nahrung nicht umgehen können?			
10. Fällt es Ihnen schwer, Nahrung abzulehnen, wenn Sie gedrängt werden?			
11. Essen Sie in Gesellschaft dasselbe wie alle anderen, weil es Ihnen peinlich ist, um Dinge zu bitten, die Ihnen besser bekommen?			
12. Fühlen Sie sich unbehaglich, wenn Sie mit anderen zusammen essen?			
13. Sind Ihre Tischmanieren dieselben, wenn Sie allein essen, wie wenn Sie in der Öffentlichkeit essen?			
14. Sind Sie imstande, Essen auf Ihrem Teller stehen zu lassen?			
15. Kosten Ihre Essgewohnheiten Sie extrem viel Geld?			
16. Fürchten Sie sich davor, auf die Waage zu steigen?			
17. Denken Sie ständig an Essen und an Ihr Gewicht?			
18. Hängt Ihr Wohlbefinden davon ab, ob Sie einen „guten" oder einen „schlechten" Esstag hatten?			

Addieren Sie Ihre Punkte folgendermaßen:

		Manchmal	Ja	Nein
1.	a)	1	2	0
	b)	1	0	2
	c)	1	2	0
	d)	1	0	2
2.		2	4	0
3.		2	4	0
4.		2	4	0
5.		2	4	0
6.		2	4	0
7.		2	0	4
8.		1	4	2
9.		2	4	0
10.		2	4	0
11.		2	4	0
12.		2	4	0
13.			0	4
14.			0	4
15.			4	0
16.			2	0
17.			2	0
18.			2	0

Beantworten Sie jetzt diese Fragen und addieren Sie die Zahlen zu Ihrem Gesamtergebnis:

1. Wie viele Schlankheitsmagazine haben Sie in den letzten Monaten gelesen? _____
2. Wie viele Diäten haben Sie in den letzten zwölf Monaten ausprobiert? _____
3. Um wie viel Pfund hat Ihr Gewicht in den letzten zwölf Monaten – abgesehen von den prämenstruellen Tagen – über zwei Kilo hinaus geschwankt? _____

Was Ihre Punktzahl bedeutet:

0–10 Punkte:
Sie haben offensichtlich keine Essstörungen.

10–50 Punkte:
Sie leiden höchstwahrscheinlich an einer leichten Essstörung. Sie würden sich bestimmt wohler fühlen, wenn Sie etwas dagegen unternähmen.

Mehr als 50 Punkte:
Sie leiden mit großer Wahrscheinlichkeit an einer Essstörung. Suchen Sie sich Hilfe – sprechen Sie mit Ihrem Arzt oder wenden Sie sich an eine Selbsthilfegruppe (s. S. 17).

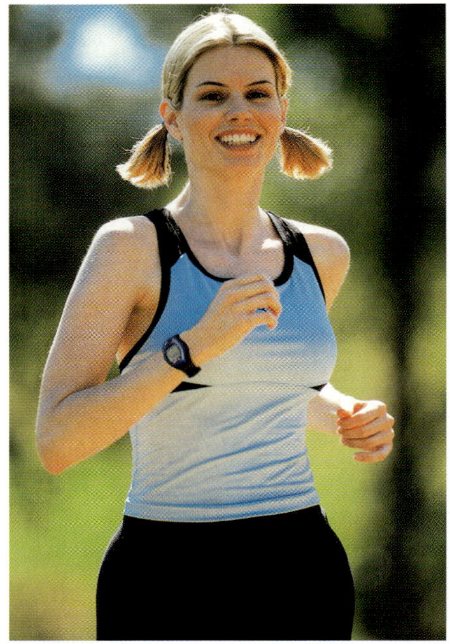

Mit 30 Minuten Ausdauertraining dreimal pro Woche lässt sich der Jo-Jo-Effekt umgehen.

Auch ob wir bei Diäten gut oder schlecht abnehmen, hat uns Mutter Natur in die Wiege gelegt – der Diäterfolg oder -misserfolg hat also nicht zwingend etwas mit unserem Willen zu tun. Die US-amerikanische Ernährungsmedizin, die jahrelang mit diätischen Volkserziehungsprogrammen aufwartete, hat sich davon längst distanziert. Neuere Forschungsergebnisse, die so genannte Range Theory, legten ein Umdenken nahe: Demnach bewegt sich das allge-

Die Kehrseite von zu viel Essdisziplin

Während eines kulinarischen „Verführungsversuchs" boten Forscher einer Gruppe von Abnehmwilligen, die nach einem sehr strengen Diätplan lebten, Eis an. Später gab es die kühle Schleckerei dann für eine Vergleichsgruppe – die zu dieser Zeit Reduktionskost nach weniger strengen Maßstäben zu sich nahm. Die strengen Faster konnten sich nach ein paar Löffeln nicht mehr zügeln und verschlangen unterm Strich letztendlich riesige Eismengen. Die moderaten Diätfans legten nach vergleichsweise kurzer Zeit zufrieden den Löffel beiseite.
Dieses Ergebnis spricht gegen allzu viel Strenge beim Abnehmen. Ein Stück Schokolade oder eine kleine Menge anderer Leckereien kann sogar helfen durchzuhalten und schadet nicht.

meine Gewicht eines Menschen innerhalb einer Abweichung von +/– 10 bis 15 % um einen Mittelwert herum. Es gibt also nicht s o v i e l Spielraum für Diäten. In dieser von New Yorker Ärzten durchgeführten Studie speckten Probanden zunächst 10 % ihres Gewichts ab. In der Folge verbrauchte ihr Körper weniger Energie pro Tag, schaltete also auf Sparbetrieb. So setzte sich Speck leichter wieder an. Dann nahmen die Probanden wieder um 10 % ihres Gewichts zu, woraufhin der tägliche Energieverbrauch automatisch gesteigert wurde. Die durch überschüssige Kalorien angefutterten Kilos konnten jetzt wieder leichter schwinden.
Es zeigt sich, dass der Stoffwechsel versucht, das gewohnte Gewicht aufrechtzuerhalten bzw. zurückzuerlangen. Der Jo-Jo-Effekt lässt grüßen, denn er beschert Diätwilligen nach der Fastenkur im Handumdrehen mehr Kilos als zuvor (s. S. 96ff.).
Diesen individuellen, genetisch mitgegebenen Rahmen mit Gewalt durchbrechen zu wollen schadet in jedem Fall unserer Gesundheit und legt oft den Grundstock für eine Essstörung oder extremes Übergewicht. Selbst auferlegte Kasteiung nimmt außerdem die ungezwungene Einstellung zum Essen.
Radikale Abspeckprogramme gehen ohnehin zu Lasten der Gesundheit. Dem Körper mangelt es dann meist an Vitalstoffen, die er Tag für Tag braucht, um gesund und leistungsfähig zu bleiben. Nur besonders gut zusammengestellte Diäten gewährleisten das richtige Nährstoffangebot und schaffen es, dass wir, obwohl wir weniger knabbern, zufrieden bleiben und den Alltag bewältigen können. Radikale Abspeckprogramme schaden mehr, als sie nützen. Auch gehen extreme Diäten oft mit Reizbarkeit, Kopfschmerzen, Schlafstörungen und Konzentrationsproblemen einher. Gewicht lässt sich auch ohne diese unliebsamen Nebenwirkungen auf lange Sicht wirkungsvoll reduzieren. Denn soviel auch geforscht wird und nach bahnbrechenden Schlankheitsmitteln gesucht wird, eins steht nach wie vor fest: Das Körpergewicht gerät wieder ins Lot, wenn die Nahrungsbilanz stimmt. Im Klartext: Der Körper muss in etwa so viel Energie verbrauchen, wie er aufgenommen hat. Ausreichende Bewegung von mindestens 30 Minuten moderatem Ausdauertraining dreimal pro Woche gehören unbedingt zum neuen, gesünderen Lebensstil dazu. So lässt sich auch der unliebsame Jo-Jo-Effekt austricksen (s. S. 96f.).
Ausgewogene Diäten können eine sinnvolle erste Maßnahme sein, den Körper von überflüssigem Ballast zu befreien

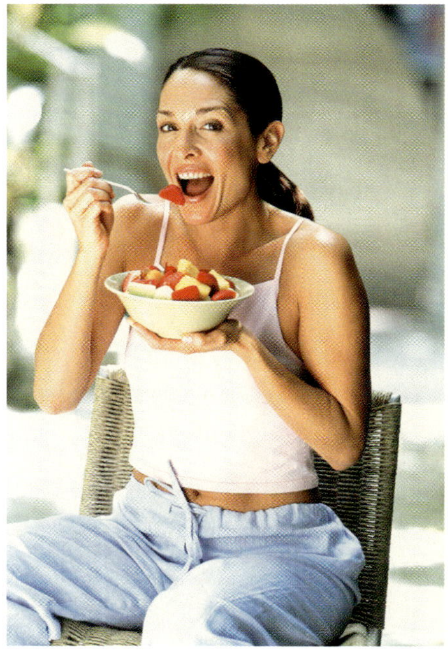

Dauerhaft erreicht sein Wohlfühlgewicht nur, wer auf ausgewogene Nahrungsmittel setzt.

Empfehlenswerte Diäten

Diät	Prinzip	Bewertung
Brigitte Diät	Nährstoffausgewogene, kalorienreduzierte Mischkost	Gut geeignet für jeden Tag, auch im Job. Schmackhafte und leicht zuzubereitende Rezepte. www.brigitte.de
Weight-Watcher-Diät	Fettreduzierte, vergleichsweise eiweißreiche Mischkost, gleichzeitig soll richtiges Essverhalten gelernt werden.	Gut geeignet für Leute, die das Feedback in der Gruppe brauchen (regelmäßige Treffen). Setzt eher auf langfristige Erfolge. www.weightwatchers.de
Hay´sche Trennkost	Kohlenhydrate und Eiweiße werden in getrennten Mahlzeiten verzehrt.	Einfach nach Rezepten durchzuführen. Ernährungswissenschaftlich unbewiesen ist nach wie vor, ob die Trennung von Kohlenhydraten und Eiweißen tatsächlich für einen Gewichtsverlust verantwortlich ist. Positive Erfahrungen gehen vermutlich auf bewussteres Essverhalten zurück. www.inform24.de/hay.html
Pfundskur	Viele Kohlenhydrate, wenig Fett. Zielt auf langfristige Verhaltensänderung. Entwickelt von Prof. Volker Pudel. Kleine „Sünden" werden eingeplant.	Gute Aussichten auf Erfolg, weil es keine radikalen Verbote gibt. www.pfundskur.de

Nicht jede Diät ist geeignet: Suchen Sie sich aus dem reichen Angebot das Konzept aus, das am besten auf Ihre Lebens- und Essgewohnheiten zugeschnitten ist.

und schlechte Gewohnheiten „umzuprogrammieren". Eine langfristige Änderung der Essgewohnheiten ist aber der von Studien belegte einzige Weg, auf Dauer an Gewicht zu verlieren.
Schnell ein paar Pfund abzuspecken gelingt leicht. Komplizierter wird es, das erreichte Gewicht über einen längeren Zeitraum zu halten und nicht wieder in alte Essgewohnheiten zurückzufallen.
Dann zeigt die Waage oft mehr an als vor der Diät, weil der Körper sich an die niedrigere Kalorienzufuhr gewöhnt hat.
In der ersten Langzeitstudie zur Adipositas-Therapie, der so genannten Lean-Habits-Studie (s. S. 70), untersuchte Professor Dr. Joachim Westenhöfer von der Fachhochschule Hamburg, Abteilung Ernährung, bei 8000 Probanden, wie sich das Gewicht nach einer Diät entwickelt hat. Gleichzeitig erarbeitete der Ernährungsexperte Strategien zu „schlank machenden Gewohnheiten" (so die Übersetzung von *Lean-Habits*), mit denen man nicht nur erfolgreich Gewicht verlieren, sondern es vor allem dauerhaft halten kann.

Empfehlenswerte Diäten zur kurzfristigen Anwendung, um bessere Essgewohnheiten zu trainieren

Diät	Rezept	Durchführung und Wirkung
Nulldiät	Es werden nur kalorienfreie Getränke zu sich genommen.	Nur kurze Zeit unter ärztlicher Aufsicht durchführen, führt ansonsten zum Nährstoffmangel.
Safttage	Trinken von zuckerfreien Obst- und Gemüsesäften	Höchstens drei Tage durchführen.
Getreidekur	Verschiedene Vollkorn-Getreide-Rezepte	Gut sättigend wegen hohen Ballastanteils, aber nicht länger als 10 bis 14 Tage durchführen.
Reisdiät	Verschiedene Reisrezepte	Wirkt entwässernd und entschlackend, ist aber nur tageweise zur Entlastung des Stoffwechsels zu empfehlen.
FDH-Diät („Friss-die-Hälfte")	Von allem nur die halbe Portion essen.	Günstig, um wieder bewusster zu essen, langfristig besteht die Gefahr eines Nährstoffmangels.
Formuladiäten	Einzelne Mahlzeiten werden durch Pulver ersetzt, die, mit Wasser oder Saft angerührt, alle nötigen Nährstoffe enthalten (z. B. Slimfast).	Kann gerade für Berufstätige ein praktikabler Einstieg zum Abnehmen sein. Die ersten Kilos purzeln schnell. Bewirkt aber kein gesünderes Essverhalten. Auf Dauer kommt auch der Genuss-Faktor des Essens zu kurz.

Das Lexikon der bösen Folgen

Wir verdrängen es gern, obwohl es sich inzwischen herumgesprochen hat: Über einen längeren Zeitraum zu viele Pfunde mit sich herumzuschleppen gibt nicht nur der Eitelkeit einen Knacks, sondern auch der Gesundheit. Durch das Zuviel an Fett, Zucker oder Alkohol werden Stoffwechselprozesse permanent überfordert, was dann eines Tages Folgen hat – im schlimmsten Fall sogar lebensbedrohliche. Körpergewicht zu reduzieren ist daher immer auch eine lohnende Investition in die eigene Gesundheit und in eine lebenswerte Zukunft. Arteriosklerotische Veränderungen der Gefäße sind oft nur der Anfang eines Teufelskreises.

Gefahr für Herz und Kreislauf: Wenn die Arterien verkalken

Viele Faktoren wirken über Jahre hinweg, bevor es zu einer krankhaften Verkalkung der Gefäße, der *Arteriosklerose*, kommt. Dadurch lässt die Elastizität der Blutgefäße nach.
Die innerste Gefäßschicht, das *Endothel*, wird zunächst an einer bestimmten Stelle geschädigt. Hier heften sich Blutplättchen an, wie sie bei der Wundheilung eine Rolle spielen, um den Defekt zu reparieren. Dennoch wird die Endothelschicht durchlässiger und damit anfälliger und quillt auf. Ein Ödem bildet sich. Nun treten die Fresszellen *(= Makrophagen)* des Immunsystems auf den Plan, die u. a.

Risikofaktoren für Arteriosklerose:

- Bluthochdruck
- hoher Cholesterinspiegel (LDL-Cholesterin)
- Adipositas (Fettsucht mit erheblichem Übergewicht)
- Diabetes
- genetische Faktoren
- Rauchen
- Bewegungsmangel
- ungesunder Stress

LDL-Cholesterin enthalten. Sie beseitigen normalerweise Fremdstoffe, die ins Blut oder in andere Gewebe eingedrungen sind, und lagern sich an die geschädigten Stellen an. Durch *Oxidierung* (der Reaktion von LDL mit Sauerstoff) bilden sich immer mehr so genannte Schaumzellen. Ablagerungen *(Plaques)* wachsen dadurch weiter, die Arterie wird an dieser Stelle nicht mehr ausreichend mit Sauerstoff versorgt, Endothelzellen sterben ab. Kalksalze lagern sich rund um die toten Zellen an, die Plaques verhärten. Der normale Fluss des Blutes wird immer stärker behindert.

Eine vergleichsweise neue Theorie geht davon aus, dass auch eine Infektion mit Chlamydien Arteriosklerose auslösen kann. Diese Erreger *(Chlamydia pneumoniae)* werden zunächst eingeatmet. Die Fresszellen rücken an und nehmen die Bakterien – wie ein trojanisches Pferd – in sich auf. Durch den Blutkreislauf gelangen sie in die Arterien und verursachen dort chronische Entzündungen, was wiederum zu den oben beschriebenen Gefäßveränderungen führt. Antikörper von Chlamydien fanden sich häufig bei Patienten mit koronaren Herzerkrankungen. Außerdem wurden diese Mikroorganismen in den Plaques von verstopften Arterien nachgewiesen. Es gilt daher heute als sicher, dass sie an dem krankhaften Geschehen zumindest beteiligt sind.

Wie so oft kann unser Organismus diese krankhafte Entwicklung bis zu einem gewissen Grad kompensieren. Wird die Durchlässigkeit der Blutgefäße allerdings zu mehr als 30 % eingeschränkt, steigt das Risiko einer Folgeerkrankung – etwa des Bluthochdrucks *(Hypertonie)* – drastisch an. Im schlimmsten Fall kommt es zu einem kompletten Verschluss. Die Arterie wird dann nicht mehr mit Sauerstoff versorgt *(Ischämie)*. Der betreffende Zellverband stirbt ab, es kommt zu einem Infarkt. Je nach Ort des Geschehens handelt es sich dabei um einen Herzinfarkt oder einen Schlaganfall (s. S. 25).

Nahezu jeder zweite Todesfall geht in der Bundesrepublik auf eine Erkrankung des Herz-Kreislauf-Systems zurück. 2001 starben laut Statistischem Bundesamt 73 526 Männern sowie 84 477 Frauen an einer chronisch-ischämischen Herzkrankheit oder einem akuten Herzinfarkt.

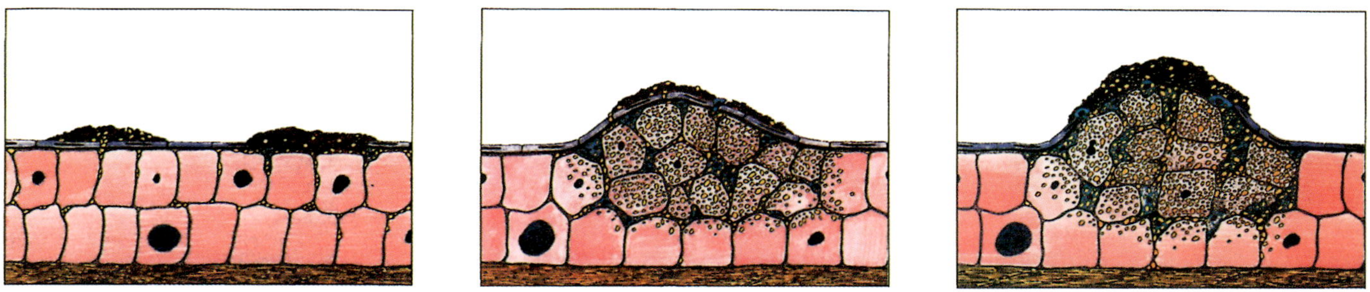

Die Entstehung von Plaques in Arterien: Makrophagen dringen durch das zerstörte Endothel in die Gefäßinnenwand. Werden sie von zu vielen Fetten überspült, wandeln sie sich in Schaumzellen um. Angelagerte Kalksalze führen zu Verhärtungen.

Schützen doch nicht vor Infarkt: Vitamin E und andere Radikalfänger
In den vergangenen Jahren gab es etliche Studien, die sich mit der Frage beschäftigten, ob antioxidative Vitamine tatsächlich gegen Arteriosklerose vorbeugen. Diese Meinung vertraten bis dato viele Mediziner. Die Studien mit insgesamt mehr als 110 000 Probanden in den USA und Europa widerlegten jedoch diese Auffassung. Gerade auch von hohen Dosen der Vitamine wird inzwischen abgeraten. Möglicherweise könnten diese zu gefährlichen Nebenwirkungen führen.

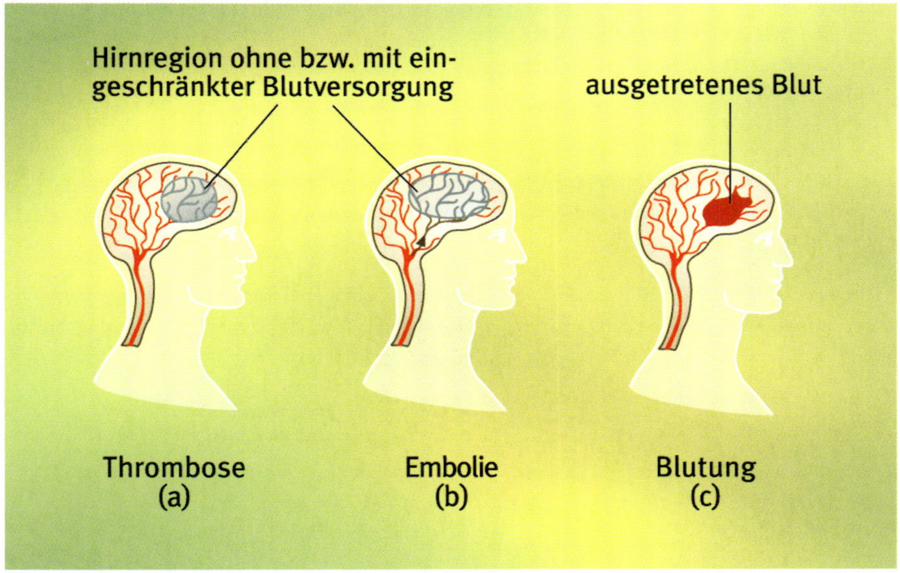

Drei Ursachen für den Schlaganfall: 40–50 % aller Schlaganfälle entstehen durch eine Thrombose (a); 30–35 % werden durch eine Embolie ausgelöst (b), die in anderen Körperregionen (z. B. im Herzen) entstanden ist; 20–25 % werden durch den Riss einer Hirnarterie ausgelöst (c).

Apoplexie

Hierbei handelt es sich um eine plötzliche, erhebliche Blutung in einem Organ oder einer Körperhöhle, z. B. im Gehirn oder Bauchraum. Ursache ist z. B. das Platzen eines arteriosklerotisch veränderten Blutgefäßes.

Der Schlag im Gehirn

Ein Schlaganfall oder Gehirnschlag macht sich durch eine plötzlich einsetzende, schwere Funktionsstörung des Gehirns bemerkbar, die mit einer vollständigen oder verminderten Unterbrechung der Blutzufuhr von Gehirnbezirken einhergeht. Ursache hierfür kann entweder eine Mangeldurchblutung sein, weil ein zum Gehirn führendes Gefäß plötzlich verstopft wird, oder eine Blutung durch den Riss eines Blutgefäßes. Häufig wird dies durch eine Thrombose ausgelöst, d. h., eine Arterie hat sich durch einen Blutpfropf verschlossen. Oder ein Gefäßpfropf *(Embolus)* führte zu einer Embolie in der betroffenen Hirnregion. Wer arteriosklerotisch veränderte Blutgefäße hat, trägt ein hohes Risiko, an einem Schlaganfall oder Hirnschlag zu erkranken. Fast 500 000 Menschen erleiden in Deutschland Jahr für Jahr einen Schlaganfall. Schnellstmögliche ärztliche Notfall-Behandlung ist das A und O, um langfristige Schäden zu vermeiden, ebenso eine gute Rehabilitation. Der Gehirnschlag ist hierzulande nach Herzerkrankungen und Krebs die dritthäufigste Todesursache. Auch jüngere Menschen sind zunehmend betroffen.

Vorbote eines Infarkts: Angina pectoris

Bei der *Angina pectoris* kommt es zwar ebenfalls zu einer zeitweiligen Durchblutungsstörung des Herzens. Das Gewebe bleibt jedoch intakt. Häufig tritt dieses Phänomen während psychischer und körperlicher Belastung oder bei Kälte auf. Charakteristische EKG-Veränderungen gehen damit einher. Zuverlässig helfen

können Nitroglycerinpräparate als Kapseln oder Spray. Sie erweitern die Gefäße wieder, sodass das Blut ungehindert fließen kann.
Bei der instabilen Angina pectoris besteht höchste Herzinfarkt-Gefahr. Die Gabe von 75 mg *Acetylsalicylsäure* pro Tag senkt das Infarkt-Risiko um 50 %, so eine groß angelegte schwedische Studie. Eine höhere Dosis ist allerdings nicht empfehlenswert, denn dadurch würde die Magen- und Darmschleimhaut angegriffen.

Herzinfarkt

Durch Arteriosklerose können sich eines Tages die Herzkranzgefäße verschließen. Die Herzmuskulatur wird jetzt nicht mehr mit Blut versorgt. Sie stirbt ab. Je nach Ausmaß der Zerstörung von Herzmuskelgewebe *(Nekrose)* sinkt die Herzleistung, im schlimmsten Fall kommt es zum Tod durch Herzstillstand. Häufigste Todesursache im Zusammenhang mit einem Herzinfarkt sind Rhythmusstörungen. Eine Veränderung der elektrischen Erregungsleitung im Herzen führt zu ungeordneten Kontraktionen des Herzmuskels mit entsprechendem Leistungsabfall, das heißt zu Extraschlägen des Herzens *(Extrasystolen)*. Beim so genannten Kammerflimmern kommt es zum „Sekundenherztod".
Viele Menschen kennen Herzrhythmusstörungen. Sie sind normalerweise kein Grund zur Beunruhigung. Nur wenn sie häufiger auftreten, sollte ein Arzt konsultiert werden.
Typische Symptome eines Infarkts sind ein brennender Schmerz hinter dem Brustbein, der bis in den Hals oder den linken Arm ziehen kann. Er heißt Vernichtungsschmerz, weil er als sehr bedrohlich empfunden wird. Der Patient ist blass und kaltschweißig. Jetzt kommt es auf schnellstmögliche notärztliche Behandlung an.
Bei zuckerkranken Menschen kann ein Infarkt auch stumm verlaufen, ohne dass die Betroffenen etwas merken. Lediglich eine Blutuntersuchung der entsprechenden Herzenzyme oder ein Elektrokardiogramm (EKG) geben Aufschluss über den leichten Infarkt.

Herz und Kreislauf unter Druck: Hypertonie

Der Herzmuskel pumpt unter einem gewissen Druck unser Blut durch die Blutgefäße. Normalerweise arbeitet das Herz in einem gleichmäßigen Rhythmus von maximal 80 Schlägen pro Minute. Auch unser Blutdruck unterliegt einem natürlichen Tagesrhythmus. Am frühen Vormittag und am späten Nachmittag ist er am höchsten, nachts am niedrigsten. In zwei Werten wird er dabei gemessen: Der erste, der höhere, ist der systolische Wert, der beim Zusammenziehen des Herzmuskels entsteht; der niedrigere und diastolische ist der beim Erschlaffen gemessene.
Die Messmethode ist benannt nach ihrem italienischen Entdecker Scipione Riva-Rocci. Ein Manometer wird mit einer am Oberarm umgelegten Manschette verbunden. Der Druck darin wird so lange erhöht, bis der Arzt mit einem Stethoskop keine Geräusche mehr über der Arterie hört. Der Blutfluss wird durch den Druck kurzfristig unterbrochen. Dann wird der Druck langsam abgelassen, bis der erste Herzschlag zu hören ist. An der Unterbrechungsstelle beginnt das Blut wieder zu fließen, erzeugt aber durch die Adereinschnürung ein Klopfgeräusch beim rhythmischen Blutfluss. Der abgelesene Wert ist der systolische Blutdruck. Wenn der Druck weiter abgelassen wird, verschwindet das Klopfgeräusch irgendwann. Das Blut strömt nun ungehindert an der Einschnürungsstelle vorbei. Dieser Wert heißt diastolischer Blutdruck. Es ist der Druck, der bei einem entspannten Herzen vorherrscht. Der untere Wert sagt demnach etwas über den Durchgangswiderstand des Blutes in den Adern aus: niedriger Wert = geringer Widerstand, hoher Wert = großer Widerstand. Die Adern sind dann nicht mehr so elastisch oder z. B. durch Dauerstress sehr angespannt.

Mögliche Ursachen für Bluthochdruck
- genetische Veranlagung
- Übergewicht
- Störungen des Fettstoffwechsels
- Rauchen
- zu hoher Alkoholkonsum
- zu hoher Salzkonsum
- Dauerstress
- Bewegungsmangel

Häufig wird die Krankheit ausgelöst, wenn mehrere dieser Faktoren zusammenkommen.

Alles unter Kontrolle: Regelmäßig selber messen

Elektronische Blutdruck-Messgeräte ermöglichen das Messen zu Hause. Sie geben genau Auskunft, ob ein hoher Wert ein einmaliger „Ausrutscher" oder Zeichen eines anhaltenden hohen Drucks ist. Diese Geräte arbeiten nach der so genannten **oszillometrischen Messmethode**. Dabei werden die Druckschwankungen *(Oszillationen)* in der Manschette, die durch den Pulsschlag verursacht werden, von einem empfindlichen Druckwandler im Gerät registriert und von einem Mikroprozessor ausgewertet. Ein Mikrophon oder Stethoskop ist dabei nicht erforderlich, der gesamte aufblasbare Teil der Manschette wirkt als Druckmesser. Das Gerät zeigt die Anzahl der Messwellen an. Normalerweise liefern diese Geräte, die ab ca. 45 Euro in der Apotheke erhältlich sind, relativ zuverlässige Ergebnisse. Um auf Nummer sicher zu gehen, ist es ratsam, vor dem ersten Gebrauch das Gerät mit zum Hausarzt zu nehmen. Dort wird es im Anschluss an die Praxismessung ausprobiert. Dann zeigt sich, wie exakt der gemessene Wert ist.

Der gesunde, normale **Blutdruck** eines Erwachsenen liegt bei 120 mm/Hg zu 80.
Von hoch-normalem Blutdruck sprechen Ärzte bei Werten zwischen 130/85 und 139/89 mm/Hg. Solange keine andere Krankheit vorliegt, ist dieser Wert nicht weiter bedenklich, sollte jedoch regelmäßig kontrolliert werden.
Eine *Hypertonie* besteht, wenn der Druck über einen längeren Zeitraum über 140/90 mm/Hg hinausgeht. Das schädigt auf Dauer die Gefäße. Bluthochdruck erhöht das Risiko, irgendwann einen Hirn- oder Herzinfarkt zu erleiden.
Gefährlich am Bluthochdruck ist auch, dass er zunächst keinerlei Beschwerden verursacht. Jeder fünfte Erwachsene über 40 Jahre ist davon betroffen, insgesamt über 15 Millionen Deutsche. Jeder zweite Patient mit Adipositas entwickelt im Laufe seines Lebens eine Hypertonie.

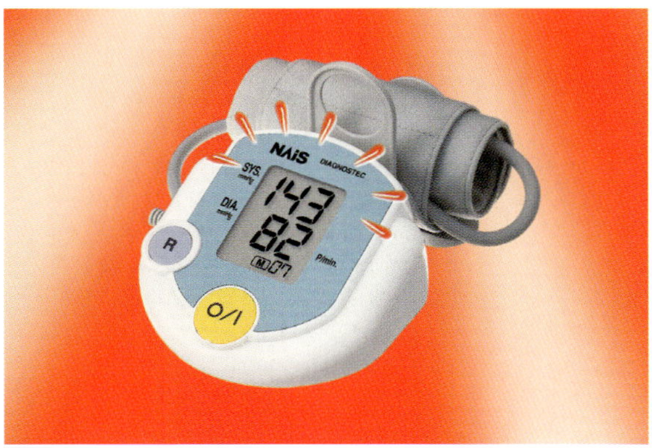

Hypertonie macht zunächst keine spürbaren Beschwerden. Mit einem modernen Messgerät können Sie Ihren Blutdruck kontrollieren.

Natürliche Wege, den Blutdruck zu senken

Die Deutsche Liga zur Bekämpfung des hohen Blutdruckes verweist auf gute Erfahrungen, wenn der Patient seinen Lebensstil ändert. Die Werte sinken beispielsweise signifikant, wenn man auf eine obst- und gemüsereiche Kost mit reduziertem Fettanteil umsteigt. Zu diesem Ergebnis kommt auch die so genannte DASH-Studie *(Dietary Approaches to Stop Hypertension)* aus den USA. Eine weitere Folge ist der allmähliche Abbau von Übergewicht. Empfohlen wird gleichzeitig eine natriumarme, kalorienreduzierte, kalium- und ballaststoffreiche Kost. Es sollten dabei nicht mehr als 6 g Kochsalz am Tag aufgenommen werden. Mit mehr als 12 g wird heute in Deutschland durchschnittlich doppelt so viel Salz verzehrt. Dabei ist der Bedarf des Körpers bereits mit 2 bis 3 g/Tag gedeckt.
Kochsalz ist die chemische Verbindung von Natrium und Chlorid (NaCl). Früher wies man lediglich den Natriumionen (Na^+) eine blutdrucksteigernde Wirkung zu. Inzwischen gilt es aber als erwiesen, dass auch Cl^- (Chlorid) daran beteiligt ist. Zwar wird der Zusammenhang von Bluthochdruck und Kochsalzzufuhr noch von einigen Forschern angezweifelt – viele aktuelle Untersuchungen belegen ihn jedoch eindeutig. Nimmt man etwa bei systolischen Blutdruckwerten von 170 mm/Hg täglich rund 3 g Salz weniger auf, so kann man nach ein paar Wochen immerhin mit einer Senkung um ca. 7 mm/Hg rechnen – so das Ergebnis einer Studie. Etwa gut die Hälfte der Blut-

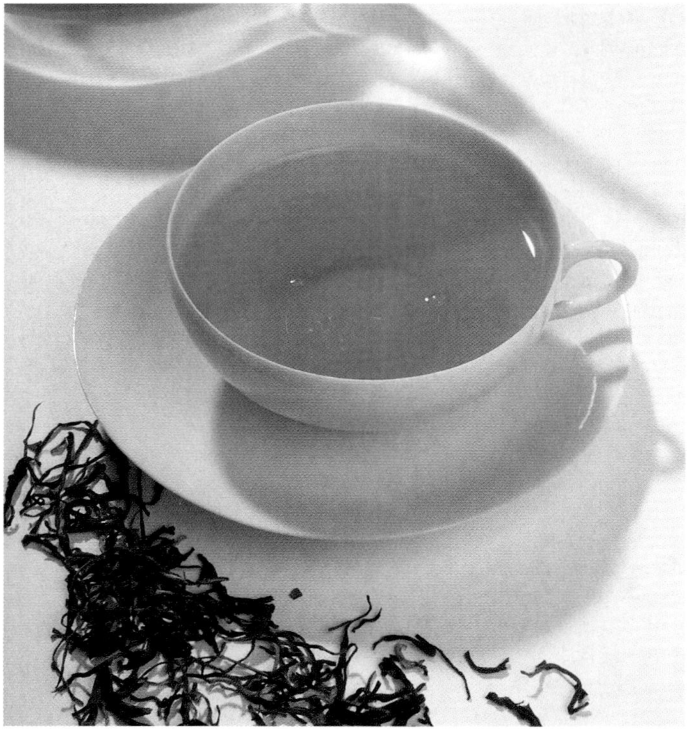

Auch Jean Pütz schwört auf den regelmäßigen Genuss von grünem Tee, um seine Blutgefäße „jung" zu halten.

Grüner Tee: Pure Gesundheit für die Blutgefäße

Der aus Asien stammende grüne Tee hat sich längst auch im Westen zum beliebten Wellness-Getränk gemausert, das nicht nur belebend wirkt, sondern auch der Gesundheit zugute kommt. Die wertvollen Inhaltsstoffe – viele Mineralien, Spurenelemente, Vitamine sowie sekundäre Pflanzenstoffe – machen ihn zu einem echten Heiltrank. Blutdrucksenkende Eigenschaften werden dem Tee ebenso zugeschrieben wie eine vorbeugende Wirkung gegen Arteriosklerose. Der Grund: Er fördert die Ausscheidung des Cholesterins. Sogar gegen Krebs soll der regelmäßige Genuss von ein paar Tassen pro Tag wappnen. Ein spezieller Inhaltsstoff, der zu den so genannten Katechinen zählt, das *Epigallocatechin-3-Gallat*, blockiert im Organismus ein wichtiges Krebsenzym und verhindert damit die Metastasenbildung.
Für die Zubereitung kochen Sie Wasser kurz auf und gießen es dann in eine Thermoskanne. Die Temperatur soll auf 80 °C abkühlen (dies dauert ca. sechs Minuten). Dann wird der Tee – ca. zwei Teelöffel für eine Kanne – aufgebrüht. Vier Minuten ziehen lassen – fertig. Testen Sie, welche der verschiedenen Grüntee-Sorten Ihnen am besten schmeckt.

Homocystein

Homocystein ist ein Eiweißbaustein, der sofort nach seiner Entstehung verstoffwechselt wird. Dazu benötigt der Körper Vitamin B_6, B_{12} und Folsäure. Fehlen diese Vitamine oder ist der Blutspiegel zu gering, kommt es zu einer Erhöhung von Homocystein im Blut und in den Gefäßen. Zahlreiche Studien belegen, dass sie dadurch zu einem mitentscheidenden Risikofaktor bei Arteriosklerose, koronarer Herzkrankheit, zerebralen Durchblutungsstörungen mit Schlaganfall und peripheren arteriellen Verschlusskrankheiten werden. Der Homocysteinwert lässt sich durch eine einfache Blutuntersuchung feststellen: Liegt er über dem Grenzwert von 11 µmol/l, kann man mit Vitamin B_{12}, B_6 und Folsäure – z. B. unserem Präparat Multivitamin ht – eine Senkung des Homocysteinwertes und damit des Risikos erreichen.

hochdruckkranken gilt als kochsalzsensitiv. Hierunter verstehen Ärzte eine angeborene Empfindlichkeit gegenüber Kochsalz, d. h., die aufgenommene Salzmenge beeinflusst die Höhe des Blutdrucks.
Wer Speisen ohne Salz zubereitet und bei Tisch auf das Nachsalzen verzichtet, Frischkost bevorzugt und um kochsalzreiche Lebensmittel (z. B. Salami) die meiste Zeit einen Bogen macht, hat schon viel gewonnen. Kräuter und Gewürze sind eine wunderbar aromatische Alternative.

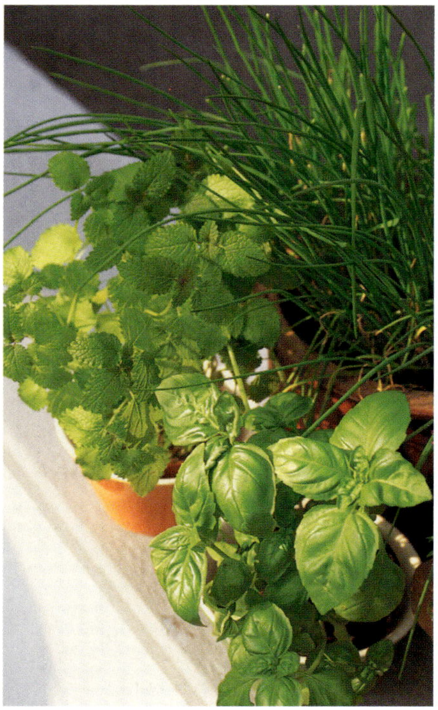

Es gibt kaum ein Kraut, das sich nicht selber ziehen lässt.

Alternative zum Salzen: Küchenkräuter von der Fensterbank
Ob Zitronenmelisse, Minze oder Majoran – der eigene Miniaturkräutergarten lässt sich leicht auf der Küchenfensterbank oder dem Balkon anlegen, z. B. in einfachen Terrakottatöpfen. Hunderte Samen sind heutzutage vielerorts erhältlich, z. B. im Drogeriemarkt. Das Experimentieren, welches Kraut zu welchen Speisen passt, macht Spaß, schafft völlig neue Geschmackserlebnisse und verhilft – wenn dadurch weniger Salz ins Essen kommt – zu einem niedrigeren Blutdruck.

Erhöht man den Anteil der **mehrfach ungesättigten Fettsäuren** (MUFs) in der Nahrung, sinken die Werte des LDL-Cholesterins im Blut. Außerdem wird die Thrombozyten-Aggregation gehemmt, d. h., das Thrombose-Risiko wird gesenkt. Ungesättigte Fettsäuren, z. B. Linolsäure, finden sich in guten pflanzlichen Ölen, z. B. Sonnenblumen- oder Sojaöl, und sollten auf dem Speiseplan von Hypertonikern nicht fehlen. Ein Teelöffel über Kartoffeln, Reis oder Gemüse unterstreicht auch deren Geschmack und ersetzt fette Sahnesoßen.

Nicht durch Forschung belegt ist indessen, ob sich eine zusätzliche Aufnahme der Mineralstoffe Kalium, Magnesium oder Kalzium günstig auf den Blutdruck auswirkt. Eine kaliumreiche Kost ist für Bluthochdruck-Patienten dennoch empfehlenswert. Kalium ist in allen Obst- und Gemüsesorten ausreichend vorhanden, besonders in Kartoffeln. Am günstigsten ist es, sie als Pellkartoffeln mit Schale zu verzehren, da das Mineral direkt unter der Schale sitzt. Gemüse sollte vorsichtig gedünstet werden, damit die Mineralstoffe – genau wie die Vitamine – beim Kochen nicht ausgeschwemmt werden. Noch besser gelingt es allerdings, durch mäßiges Ausdauertraining den Druck zu normalisieren.
Mehrere epidemiologische Studien belegen klar: Auch chronischer Alkoholmissbrauch kann Hypertonie auslösen. Gegen das Glas Rotwein oder Bier am Abend ist zwar nichts einzuwenden, die dabei verzehrte Menge Alkohol sollte jedoch 20 g

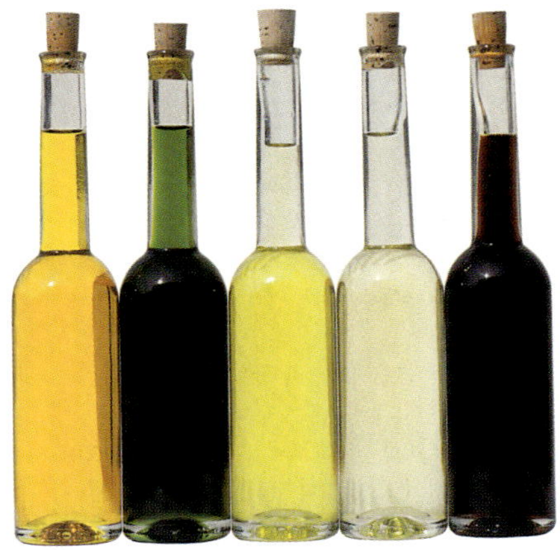

Wer gute pflanzliche Öle auf seinen Speisezettel setzt, kann damit das „böse" LDL-Cholesterin senken.

pro Tag nicht überschreiten. Bei 90 % der Patienten mit alkoholbedingter Hypertonie konnte der Druck durch eine Reduzierung der Alkoholmenge normalisiert werden.

Insulinresistenz der Zellen: Teufelskreis für den Stoffwechsel

Wenn der reibungslose Ablauf körperlicher Prozesse entgleist, wird oft ein Teufelskreis in Gang gesetzt. Mit der entsprechenden genetischen Veranlagung führen z. B. Übergewicht und eine auf Dauer viel zu kalorienreiche Ernährung mit zu viel Einfachzucker und Fett dazu, dass bestimmte Stoffwechselprozesse erlahmen, etwa die Verwertung von Zuckermolekülen *(Glucose)*. Wenn dieser Mechanismus wegen ständiger Überlastung nicht mehr funktioniert, sprechen Mediziner von einer **Insulinresistenz**.

Vielfältige Wirkung des Insulins
- fördert den Transport von Glucose zu allen Zellen
- aktiviert Enzyme *(= Biokatalysatoren)* in Muskeln und Leber zur Verwertung von Glucose
- aktiviert Enzyme in den Fettzellen, Glucose in Fett umzuwandeln
- hemmt den Abbau von Fett
- fördert die Bildung von Eiweißen
- hemmt die Bildung seines Gegenspielers Glucagon in der Bauchspeicheldrüse
- unterstützt die Versorgung der Zellen mit Mineralstoffen

Heute glauben Fachleute, dass diese nicht nur ein Symptom für Diabetes Typ 2 ist, sondern auch Bluthochdruck mit verursachen kann.
Die Körperzellen, besonders die Muskelzellen, sind gegenüber dem Insulin abgestumpft und reagieren auf das Hormon nicht mehr so, wie sie sollten. Normalerweise dockt das Insulin an den Rezeptoren der Zelloberfläche an. Dadurch werden bestimmte Signale ans Zellinnere weitergeleitet, die letztendlich dazu führen, dass Glucose aus dem Blut in die Zelle transportiert werden kann. Durch das Insulin-Signal richten sich im Zellinnern verschiedene Transportproteine darauf ein, Glucose aufzunehmen. Reagieren die Zellen nicht mehr auf das Insulin, sind sie also resistent, kann die Glucose nicht ins Zellinnere gelangen. Der Glucose-Spiegel im Blut steigt. Eine Zeit lang versuchen die so genannten *Langerhans'schen Zellen* der Bauchspeicheldrüse, die das Hormon Insulin produzieren, mehr davon herzustellen, um den Defekt zu kompensieren. Darum weisen Typ-2-Diabetiker auch zunächst erhöhte Insulinwerte auf. Bei Typ-1-Diabetes kommt es dagegen gleich zu einem Insulin-Mangel.
Durch die hohen Insulinwerte im Blut kommt es zu einer vermehrten Natrium- und Wassereinlagerung in der Niere. Das sympathische Nervensystem wird beeinflusst, der Herztakt und die Herzleistung steigen, glatte Muskelzellen in Herz und Gefäßen wachsen. Der Fettstoffwechsel wird ebenfalls in Mitleidenschaft gezogen. Der vermehrte Einbau von Fetten in die Arterienwand lässt wiederum das Arteriosklerose-Risiko steigen. Die Konzentration des schädlichen LDL-Cholesterins nimmt zu, die des schützenden HDL-Cholesterins nimmt ab.
Durch eine Gewichtsabnahme bei ausgewogener Kost können sich diese biochemischen Stoffwechselprozesse erholen und wieder reibungslos funktionieren.

Diabetes mellitus: Zuckerkrankheit

Diabetes mellitus ist die in Industrieländern am häufigsten vorkommende Stoffwechselerkrankung. Der Blutzuckerspiegel ist erhöht, weil das Zuckermolekül Glucose nicht mehr abgebaut werden kann. Dies liegt entweder an einem Insulinmangel oder einer Insulinresistenz der Zellen. Auch im Urin lässt sich eine erhöhte Glucose-Konzentration mittels Teststreifen aus der Apotheke feststellen *(Glycosurie)*. Ständiger Durst *(Polydipsie)* ist ein typisches Symptom für Diabetes. Über die Nieren wird der unverwertete Zucker ausgeschieden. Wörtlich übersetzt heißt Diabetes mellitus „der süße Fluss", und tatsächlich diagnostizierte man die Krankheit früher mittels einer Geschmacksprobe mit Urin.
Die Weltgesundheitsorganisation (WHO) hat 1997 neue, erweiterte Empfehlungen für die Diagnose und Einteilung des Diabetes mellitus herausgegeben. Auf diese beruft sich inzwischen auch die Deutsche Diabetes Gesellschaft.
Üblicherweise werden lediglich Typ I und Typ II unterschieden. Typ I *(juveniler Diabetes)* tritt meist bei jungen Menschen auf. Es besteht auch hier eine genetische Veranlagung. Die Ursache ist ein absoluter oder relativer Insulinmangel. Die

Unterteilung des Diabetes mellitus nach WHO von 1997

Typ-1-A-Diabetes	bedingt durch schlechte Immunabwehr, z. B. aufgrund viraler Infekte
Typ-1-B-Diabetes	tritt selbstständig auf, nicht als Folgekrankheit
Typ-2-Diabetes	alle Formen, die sich überwiegend durch Insulinresistenz zeigen
Typ-3-Diabetes	alle anderen Typen
Typ-3-A-Diabetes	durch genetische Schädigung der B-Zellen in der Bauchspeicheldrüse
Typ-3-B-Diabetes	durch genetische Schädigung der Insulinwirkung
Typ-3-C-Diabetes	Krankheiten der exokrinen Bauchspeicheldrüse
Typ-3-D-Diabetes	durch hormonelle Störungen
Typ-3-E-Diabetes	durch Drogen, Medikamente oder Chemikalien
Typ-3-F-Diabetes	infolge von Infektionen
Typ-3-G-Diabetes	seltene Formen, immunologisch
Typ-3-H-Diabetes	andere genetische Syndrome, die gelegentlich mit Diabetes einhergehen
Typ-4-Diabetes	Schwangerschaftsdiabetes

Tipps zur Vorbeugung gegen einen erworbenen Diabetes:

- Einfachzucker möglichst meiden, komplexe Kohlenhydrate bevorzugen (z. B. Vollkorn- statt Weißmehlprodukte).
- Vollwerternährung
- Auf tägliche Bewegung setzen. Dies soll der Insulinresistenz der Zellen entgegenwirken, weil Bewegung den Blutzuckerspiegel senkt und damit die Insulinrezeptoren entlastet. Günstig ist auch der Spaziergang nach dem Essen. Er erleichtert die Glucoseaufnahme in den Muskeln.
- Zuckeraustauschstoffe wie Fructose, Sorbit, Xylit und Mannit sowie andere Süßstoffe, z. B. unser Lightsüß ht. Sie können sogar mit dem Zuckeraustauschstoff Isomalt Süßigkeiten selbst herstellen (s. hobbythek-Buch „Süßigkeiten und Gebäck").
- Außerdem gibt es eine reiche Auswahl fertiger Produkte, die mit Zuckeraustauschstoffen hergestellt sind.

Patienten müssen sich mehrmals täglich Insulin injizieren, meistens in die Bauchhaut. Das Hormon wird von dem Bauchspeicheldrüsengewebe von Rindern oder Schweinen gewonnen oder auch auf gentechnologischem Weg.

Typ II tritt überwiegend in späteren Lebensjahren auf, vor allem bei übergewichtigen Menschen, und ist damit eine typische Zivilisationskrankheit, deren Auftreten eng verknüpft mit einer ungesunden Lebensweise ist. Es liegt eine Insulinresistenz vor, was häufig an einer Überlastung des Stoffwechsels liegt. Lange bevor ein erhöhter Blutzuckerspiegel und eine Ausscheidung von Zucker im Urin festgestellt wird, muss die Bauchspeicheldrüse bereits hohe Dosen von Insulin herstellen, damit der Körper den aufgenommenen Zucker verstoffwechseln kann. Nach und nach erschöpft sich die Fähigkeit des Organismus dazu. Anfangs lässt sich dieses Phänomen nur mit einem so genannten Glucose-Belastungstest nachweisen. Dem nüchternen Patienten wird eine genau definierte Menge Glucose-Lösung zu trinken gegeben. Der Blutzuckerspiegel wird dann in kurzen Abständen gemessen. Das erste Zeichen der Erkrankung ist der verzögerte Abfall des Blutzuckerspiegels bei hohem Insulinspiegel.

Forscher finden neuen Marker für Diabetes-Risiko
Kürzlich wurde am Institut für Ernährungsforschung in Potsdam ein bislang unbekanntes Protein entdeckt, das künftig die Diagnose für Diabetes Typ 2 erleichtern könnte: das *Adiponectin*. Es wird in den Fettzellen gebildet, kann Entzündungen hemmen und reagiert auf Insulin. Hohe Plasma-Adiponectin-Spiegel sind direkt mit einem niedrigen Diabetes-Risiko verbunden. Bei insgesamt 187 Diabetikern und 376 Kontrollpersonen wurden signifikante Unterschiede in der Konzentration dieses Eiweißes gefunden. Die Risikofaktoren für die Zuckerkrankheit (Übergewicht, Fehlernährung und Bewegungsmangel) können jetzt durch die Messung des Adiponectins noch genauer bestimmt werden.

Neue Präparate zur Verbesserung der Insulinwirkung, die so genannten Insulinsensitizer *(Thiazolidindione)*, beeinflussen die Weiterleitung des Insulinsignals und entfalten so ihre antidiabetische Wirkung. Therapiert wird Diabetes mellitus häufig auch mit einem Enzymhemmer namens *Arcabose*. Dieser blockiert Enzyme im Dünndarm und verlangsamt damit die Abgabe von Glucose in die Blutbahn. Dadurch fallen die großen Tagesschwankungen des Blutzuckertagesprofils weg, die beim Typ II mit exzessiver Insulinausschüttung beantwortet werden. Die Auswirkungen dieses Teufelskreises werden so abgemildert.

Gleiches – eine verzögerte Aufnahme von Kohlenhydraten – leistet auch eine Vollwerternährung. Eine fundierte Ernährungsberatung ist daher gerade für Diabetiker sehr wichtig. Ein hoher Anteil komplexer Kohlenhydrate (z. B. Stärke), die aus vielen aneinander gereihten Zuckermolekülen bestehen, und Ballaststoffe sorgen für eine gleichmäßigere Glucoseabgabe ins Blut und ein flacheres Blutzuckertagesprofil. Vor allem die Ballaststoffe Pektin und Guar sollten häufig verzehrt werden, entweder in Lebensmitteln oder als Nahrungsergänzung (z. B. Apfelpekt der hobbythek, s. S. 47). Diabetespatienten haben ein hohes Risiko, an Spätkomplikationen zu erkranken. Lebensbedrohliche diabetische Gefäßerkrankungen, so genannte *Mikroangiopathien* an Augen, Nieren und Nerven, gehören hierzu ebenso wie *Makroangiopathien*, wozu auch die Arteriosklerose zählt.

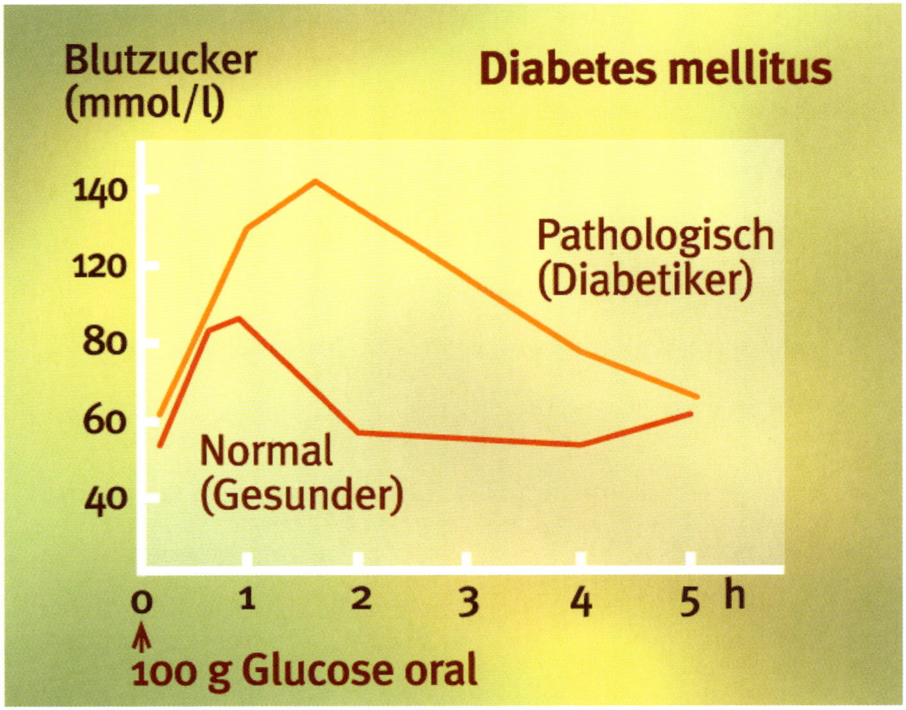

Oraler Glucosetoleranztest (nach Löffler u. a. 1979): Beim Diabetiker zeigt sich ein verzögerter Abbau der Glucose im Blut.

Insulin und Krebs

Insulin wirkt nicht nur auf die Muskelzellen der Gefäße wachstumsfördernd und begünstigt somit die Arteriosklerose; es lässt auch die Tochtergeschwülste *(Metastasen)* verschiedener Krebsarten schneller wachsen. Es liegen mehrere Studien vor, die zeigen: Bei Diabetikerinnen mit Insulinresistenz und einem erhöhten Insulinspiegel, die an Brustkrebs erkrankten, kommt es in wesentlich kürzerer Zeit zur Metastasenbildung.

Gicht

Gicht *(Arthritis urica)* war früher eine Erkrankung der Reichen, und heute betrifft sie vor allem Männer mittleren Lebensalters. Bis zu 25 % der Erwachsenen weisen hierzulande einen erhöhten Harnsäurespiegel auf. Jeder zehnte davon erkrankt an Gicht.
Die Erkrankung kann lange ohne die klinischen Anzeichen, den Gichtanfällen, verlaufen. Ausgelöst wird sie durch falsche Ernährung, z. B. dem Verzehr von zu viel Fleisch und Wurst. Als Erstes ist in der Regel das Großzehengrundgelenk betroffen. Eine örtliche Entzündung, die stark und stechend schmerzt, mit Rötung und Schwellung tritt auf. Harnsäurekristalle haben sich in der Gelenkkapsel abgelagert. Ein verschreibungspflichtiges Präparat aus Herbstzeitlosen mit der Wirksubstanz *Kolchicin* kann die Schmerzen schlagartig lindern.
Betroffene sollten darauf achten, sich purinarm zu ernähren. *Purine* sind Bestandteile der Erbsubstanz, die im Körper zu Harnsäure abgebaut werden. Fleisch z. B. hat einen hohen Gehalt an Purinen.
Um ihre Eiweißversorgung zu sichern, sollten Betroffene eher auf Getreide, Kartoffeln, Milch und Milchprodukte setzen (s. S. 35).
Leckere, eiweißreiche Alternativen sind auch die wieder entdeckten uralten Getreide Quinoa und Amarant. Sie enthalten außerdem reichlich Calcium, Eisen und Zink.

Amarant-Feta-Bratlinge
(4 Portionen)

150 g	Amarant
300 ml	Gemüsebrühe
100 g	Feta-Schafkäse, gerieben
1	Ei
4 EL	Semmelbrösel
	Salz, Pfeffer, Majoran, Petersilie, Muskat
	Olivenöl zum Braten

Den Amarant in einem feinen Sieb waschen und in die kochende Gemüsebrühe geben. Aufkochen lassen und bei niedriger Temperatur 30 Minuten mit Deckel garen. Danach einige Minuten auf der ausgeschalteten Platte nachquellen lassen. Mit dem geriebenen Feta, Ei, Semmelbröseln, Kräutern und Gewürzen zu einer schmackhaften, formbaren Paste verarbeiten. Bratlinge formen und goldgelb ausbacken. Schmeckt mit knackigen Blattsalaten und Sauerrahm-Dip.

Harnsäuregehalt einiger Lebensmittel (in Milligramm)

Lebensmittel	pro 100 g	pro Portion
Rindfleisch (Filet)	150	225
Schweinefleisch (Schnitzel)	170	255
Geflügel (Putenschnitzel)	160	240
Innereien (Kalbsbries)	900	900
Fisch (Kabeljau)	110	165
Ölsardinen, Konserve	350	350
Joghurt (natur)	0	0
Käse (Emmentaler, 45 % F. i. Tr.)	10	3
Kartoffeln, gekocht	15	23
Auberginen	20	30
Bohnen, weiß (getrocknet)	180	90
Spinat (frisch)	50	100
Paprika, rot	15	15
Salatgurken	6	9
Apfel	15	15
Bananen	25	25
Weizenvollkornbrot	60	30

Die wichtigsten Inhaltsstoffe unserer Nahrung

Volle Sonnenkraft voraus: Kohlenhydrate

Ohne Sonne gäbe es keine Kohlenhydrate. Denn ihr Grundbaustein, der Traubenzucker *(Glucose)*, wird von den Pflanzen durch Photosynthese gewonnen. Daher beinhalten pflanzliche Lebensmittel auch wesentlich mehr Kohlenhydrate als tierische. Mensch und Tier sind in der Lage, die mit der Nahrung aufgenommenen Kohlenhydrate umzubauen, können sie aber nicht vermehren. Sie stellen die wichtigste Energiequelle unserer Nahrung dar.
Neben Glucose gibt es weitere „Einfachzucker" wie *Fructose* (Fruchtzucker). In der Natur sind verschiedene Einfachzucker häufig zu Zweifach- *(Disacchariden)* oder Vielfachzuckern *(Polysacchariden)* verknüpft. Zu den wichtigsten Zweifachzuckern gehören Rohrzucker (*Saccharose* aus Glucose und Fructose), Malzzucker (*Maltose* aus zwei Molekülen

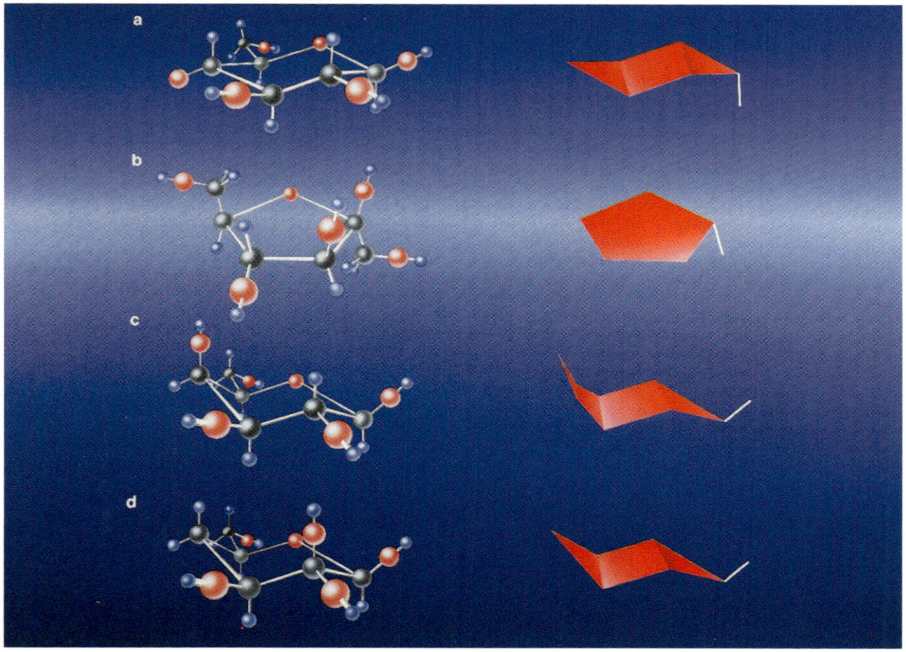

Sehr unterschiedliche Stoffe mit exakt der gleichen chemischen Formel: (a) Glucosemolekül, (b) Fructosemolekül, (c) Galactosemolekül, (d) Mannosemolekül. Daneben jeweils die vereinfachte Darstellung.

Kohlenhydrate je 100 g	
Naturreis	74,4 g
Haferflocken	61,2 g
Roggenmischbrot	46,0 g
Knäckebrot	66,0 g
Banane	18,8 g
Getrocknete Linsen	51,0 g
Weintrauben	66,0 g
Apfel	13,9 g

Glucose) oder Milchzucker (*Lactose* aus Glucose und Galactose). Zu den Vielfachzuckern zählen Stärke, Pektine und Zellulose. Ballaststoffe (s. S. 44f.) bestehen in der Regel aus unverdaulichen Polysacchariden.
Die besten Lieferanten für Kohlenhydrate in der Nahrung sind Getreideprodukte, Obst und Gemüse.
Das Problem in den Industrieländern ist, dass die stärkehaltigen Speisen (Getreide, Kartoffeln, Gemüse) mittlerweile eher ein Schattendasein fristen. Bevorzugt werden stattdessen Produkte mit viel zu viel Einfachzuckern (Backwaren aus Weißmehl, Fruchtjoghurts, zuckerhaltige Limonaden). Sie bringen zwar schnelle Energie, weil die Glucosemoleküle sofort in die Blutbahn schießen. Nach kurzer Zeit meldet sich jedoch der Hunger zurück, weil sich der Blutzuckerspiegel bereits wieder im Keller befindet. Ein Leistungsknick ist die Folge.
Komplexe Kohlenhydrate sorgen für ein länger anhaltendes Sättigungsgefühl durch einen konstanten Blutzuckerspiegel, weil sie langsamer vom Körper verarbeitet werden. Auch wegen des höheren Vitamin-, Mineral- und Ballaststoffanteils sollten sie bevorzugt werden.
Glycogen – die Speicherform der Kohlenhydrate im menschlichen Körper – wird in der Leber und in der Muskulatur abgelagert. Das Leberglycogen dient auch der Blutzuckerregulation; es gibt von seinen Glucosemolekülen in die Blutbahn ab, wenn der Spiegel dort zu niedrig wird. Dies ist nicht zuletzt auch für die konstante Versorgung von Gehirn- und Nervenzellen mit Kohlenhydraten wichtig. Das Muskelglycogen wird als Energielieferant ausschließlich für den Muskel verwandt. Zusammen haben in Muskel und Leber rund 200 bis 300 g Glycogen Platz. Das entspricht nur etwa zwei Drittel des Tagesbedarfs. Daher ist es wichtig, diese Kohlenhydratspeicher immer wieder aufzufüllen.
Der Kaloriengehalt von Zuckern ist gegenüber dem von Fett sehr niedrig. Ein Gramm Kohlenhydrat enthält 4,1 Kalorien, ein Gramm Fett 9,3.
Die Verdauung der Stärke beginnt bereits in der Mundhöhle. Hier entfaltet ein Verdauungsenzym, die Speichelamylase, ihre Aktivität. Kaut man etwa ein Stückchen Brot ein paar Minuten, schmeckt es plötzlich süß. Die vollständige Spaltung in die einzelnen Glucosebausteine findet im Dünndarm statt, ebenso wie deren Resorption in die Blutbahn.
Mindestens 130 g Kohlenhydrate, am besten in komplexer Form als Vollkornbrot, Reis, Nudeln, Kartoffeln, Obst und Gemüse, sollten pro Tag aufgenommen werden.

Baustoff des Lebens: Eiweiß

Eiweiße *(Proteine)* haben unendlich viele Aufgaben im menschlichen Körper. Sie sind für den Aufbau und die Erhaltung von Muskeln und Organen verantwortlich; sie machen sich als Enzyme, Hormone und Strukturelemente nützlich. Weiter wirken sie an der Aufrechterhaltung des osmotischen Drucks in den Körperzellen mit, ohne den kein Transport von Vitalstoffen durch die Zellmembranen möglich wäre. Im Blut treten sie daher auch als Transportvehikel *(Carrier)* auf. So bringen sie etwa Fettsäuren, Lecithin, Cholesterin, fettlösliche Vitamine, Eisen oder Calcium an ihren Bestimmungsort. Sie sorgen für die Blutgerinnung und kümmern sich als Antikörper um die Immunabwehr. Außerdem ist es ein Protein, welches den Muskeln die Fähigkeit zur Kontraktion verleiht. Natürlich dient Eiweiß mit 4,1 Kilokalorien pro Gramm auch der Energiezufuhr. In Anbetracht dieser Fülle an Funktionen macht die Übersetzung für Protein Sinn: Es stammt von dem Griechischen *proteuo* = „das Wichtigste" bzw. „ich nehme den ersten Rang ein".

Essenzielle Aminosäuren

Es ist die chemische Struktur, die diese geballte Aufgabenvielfalt der Proteine ermöglicht. Ein Protein besteht aus mehr als 20 Aminosäuren, die auf vielfältige Weise miteinander verknüpft sind. Von

diesen müssen zehn mit der Nahrung zugeführt werden, weil sie nicht eigenständig vom Körper synthetisiert werden können. Dabei handelt es sich um die so genannten essenziellen Aminosäuren. Aminosäuren sind Stickstoffverbindungen, die wie Fette und Kohlenhydrate aus Kohlenstoff, Wasserstoff und Sauerstoff bestehen. Die Art und Weise, wie sie im Organismus aneinander gefügt werden, wird von der DNA, der Erbsubstanz, codiert.
Schon vor rund 80 Jahren entdeckten Wissenschaftler, dass der Körper zehn Aminosäuren nicht eigenständig herstellen kann, sondern dass diese mit unserer Nahrung als Bestandteil eiweißhaltiger Speisen aufgenommen werden müssen. Hierzu gehören:

- Isoleucin
- Leucin
- Lysin
- Methionin
- Phenylalanin
- Threonin
- Tryptophan
- Valin
- Arginin
- Histidin

Biologische Wertigkeit (BW)

Wie wertvoll ein Protein, z. B. in Sojabohnen, Milch oder Fisch, für unsere Ernährung und unseren Organismus ist, hängt von seiner biologischen Wertigkeit ab. Diese wird in Prozenten ausgedrückt. Nach der klassischen Definition bedeutet z. B. eine biologische Wertigkeit von 94 für Ei, dass mit 100 g Eiprotein 94 g Körperprotein gebildet werden können. Zur Vereinfachung wird allerdings die BW eines Hühnereis willkürlich auf 100 festgesetzt. Alle anderen Werte werden dann davon abgeleitet. Die biologische Wertigkeit eines Lebensmittels ist umso höher, je mehr essenzielle Aminosäuren es aufweist.
Auch mit der Zusammenstellung bestimmter Nahrungsmittel können Sie hohe biologische Wertigkeit erreichen, z. B. mit Getreide und Hülsenfrüchten.
Ein Proteinmangel kommt in den westlichen Industrieländern so gut wie gar nicht vor. Anders ist dies in den Entwicklungsländern. Hier hat ein Proteinmangel bei Kindern während der Wachstumsphase fatale Folgen: Körperliche und schlimmstenfalls geistige Unterentwicklung können daraus resultieren. Hierzulande werden die Empfehlungen der Deutschen Gesellschaft für Ernährung (DGE) für Frauen von 45 g und Männer von 55 g Protein am Tag weit übertroffen. Unsere Ernährung ist demnach viel zu eiweißreich, was Konsequenzen für die Gesundheit hat (s. Gicht, S. 33). Einen relativ hohen Eiweißgehalt haben Fisch, Fleisch, Milchprodukte und Eier.
Die Verdauung der Proteine beginnt im Magen. Die so genannten Belegdrüsen

Proteingemisch	**Anteile in %**	**biologische Wertigkeit**
Bohnen und Mais	(52/48)	101
Milch und Weizen	(75/25)	105
Vollei und Weizen	(68/32)	118
Vollei und Milch	(71/29)	122
Vollei und Kartoffel	(35/65)	137

Besonders günstig beurteilen Ernährungswissenschaftler eine bestimmte Kombination von Proteinen

Tierisches Eiweiß	**biologische Wertigkeit**
Vollei	100
Rindfleisch	92 bis 96
Fisch	94
Milch	88
Edamer Käse	85
Schweizer Käse	84
Pflanzliches Eiweiß	**biologische Wertigkeit**
Soja	84
Grünalgen	81
Roggen	76
Bohnen	72
Reis	70
Kartoffeln	70
Brot	70
Linsen	60
Weizen	56
Erbsen	56
Mais	54

Die biologische Wertigkeit verschiedener Nahrungsmittel

produzieren Salzsäure, die wiederum das Enzym *Pepsin* aktiviert. Pepsin zerlegt die langen Molekülketten in kleinere Einheiten. Im Darm sorgen schließlich das *Trypsin* und einige andere Enzyme für die weitere Verstoffwechselung der Eiweißfragmente. Vom Dünndarm aus werden die Aminosäuren an ihren Bestimmungsort gebracht.
Beim Verdauen von Fleischeiweiß können übrigens Krebs erregende *Nitrosamine* entstehen. Sie werden im Magen aus Nitrat oder Nitrit und Aminen gebildet, wie sie in Proteinen enthalten sind. Wenn der Darm intakt ist, wird er jedoch in der Regel damit fertig. Dennoch gehört nicht zu viel Fleisch auf den Speiseplan. Der Gesundheit kommt es zugute, wenn es nicht täglich, sondern nur etwa zwei- bis dreimal pro Woche verzehrt wird.

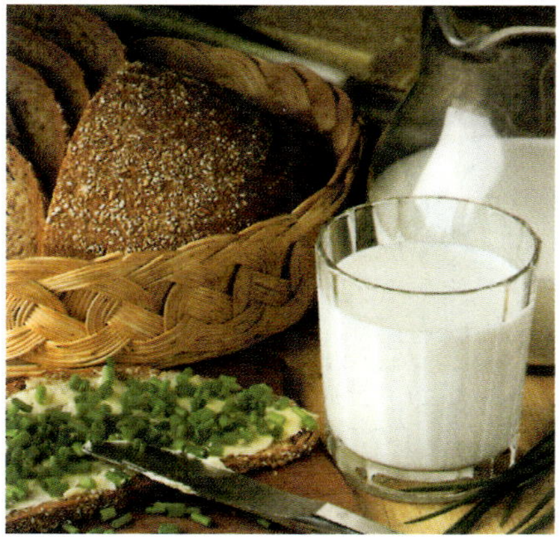

Weizenvollkornbrot und Milch ergänzen sich besonders gut und ergeben eine ausgesprochen gesunde Mahlzeit.

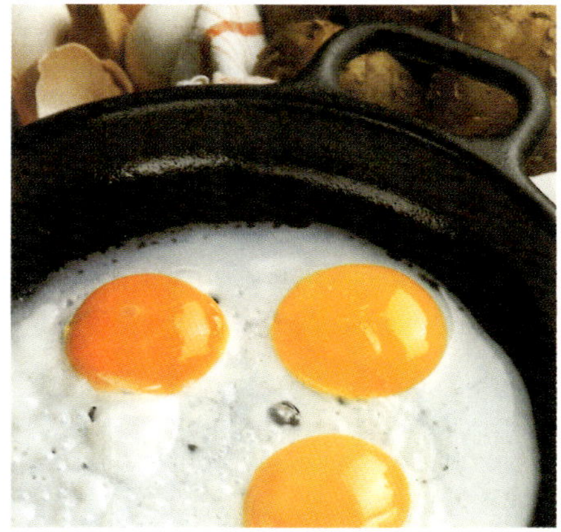

Die Kombination von Pellkartoffeln und Spiegeleiern ergibt nicht nur ein schmackhaftes Gericht, sondern auch eine hohe biologische Wertigkeit.

Getreide mit Milch			
Reis, Weizen, Buchweizen, Hafer, Gerste, Roggen, Hirse	mit:	Milch, Käse, Quark, Joghurt, Dickmilch	zum Beispiel: Vollkorn- oder Buchweizenpfannkuchen mit Trinkmilch, Müsli mit Milch oder Joghurt, Vollkornnudeln mit Käse, Vollkornbrot mit Käse, Joghurt und Weizenkeime und anderes
Getreide mit Hülsenfrüchten			
Reis, Weizen, Buchweizen, Hafer, Gerste, Roggen, Hirse	mit:	Bohnen, Sojabohnen, Kichererbsen, Erbsen, Linsen	zum Beispiel: Bohnensuppe mit Reis, Hirse mit Kichererbsen, Erbsensuppe mit Vollkornbrötchen und anderes
Getreide mit Eiern			
Reis, Weizen, Buchweizen, Hafer, Gerste, Roggen, Hirse	mit:	Ei	zum Beispiel: Buchweizenpfannkuchen mit Ei, Rührei mit Getreide und anderes
Kartoffeln mit Ei und Milch			
Kartoffeln	mit:	Ei, Milch, Quark, Joghurt Dickmilch, Käse	zum Beispiel: Pellkartoffeln mit Quark, Bratkartoffeln mit Spiegelei, Kartoffeln mit Käse und anderes

Nahrungsmittelkombinationen, durch die Sie die biologische Wertigkeit einzelner Produkte erhöhen können

Fette – in Maßen wichtig

In Deutschland werden – wie in den anderen Industrieländern – viel zu viele tierische Fette mit der Nahrung aufgenommen. Das liegt nicht zuletzt daran, dass sie exzellente Geschmacksträger sind, denn die meisten Aroma- und Geschmacksstoffe sind *lipophil*, d. h. fettlöslich. Für viele Genießer rundet z. B. eine delikate Sahnesoße eine warme Mahlzeit erst so richtig ab.
Zwar sind auch Fette für unseren Organismus bedeutsam, etwa für die Nervenzellen, die Bildung von Unterfettgewebe, den Wärmeschutz sowie für eine Reihe von Biosynthesen. Weiter sorgen sie dafür, dass die fettlöslichen Vitamine (A, D, E und K) im Organismus resorbiert werden. Darum sollte in einer ausgewogenen Ernährung nicht völlig auf Fette verzichtet werden. Doch wer seine Linie und Gesundheit im Auge behält, nimmt sie mit Bedacht zu sich. Denn die exzessive Zufuhr ist eine der Hauptursachen für Übergewicht und erhöhte **Blutfettwerte**, dem Hauptrisikofaktor für etliche koronare Erkrankungen, z. B. Arteriosklerose. Fette enthalten 9,3 kcal/g, also fast doppelt so viel wie Kohlenhydrate und Proteine.

Chemisch betrachtet sind die natürlich vorkommenden Speisefette, wie Sonnenblumenöl oder Butter, sehr ähnlich aufgebaut. Sie bestehen in der Regel zu 99 % aus *Triglyceriden*. Das sind Verbindungen aus Glycerin und drei Fettsäuren. Fettsäuren sind zunächst lange Ketten aus Kohlenstoff- und Wasserstoffatomen. Am Ende jeder Kette sitzt, als wesentliches Merkmal, der „Säurerest". Er besteht aus Sauerstoff und Wasserstoff. Unterschiede zwischen den Fettsäuren ergeben sich vor allem durch die unterschiedlichen Längen des Kohlenstoffgerüsts. In unseren Speisefetten sind beispielsweise die Buttersäure mit vier, die Myristinsäure mit 14 und die Ölsäure mit 18 Kohlenstoffatomen enthalten.

Es gibt gesättigte und ungesättigte Fettsäuren. Ungesättigt bedeutet in diesem Zusammenhang, dass noch freie Reaktionsstellen im Molekül vorhanden sind. Durch diese beiden Merkmale – Anteile der Fettsäuren mit bestimmten Kettenlängen und der Menge der ungesättigten Fettsäuren – lassen sich die einzelnen Fette charakterisieren. Diese Merkmale bestimmen auch die Gestalt der Fette: Je kürzer die Kettenlänge,

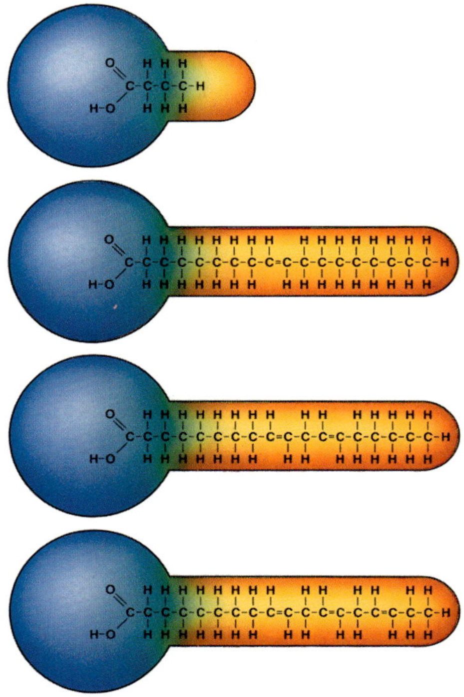

Fettsäuren unterscheiden sich vor allem durch die Länge ihres Kohlenstoffgerüsts.

desto höher liegt der Schmelzpunkt. Allerdings wird dies wieder abgeschwächt durch die Anzahl der ungesättigten Stellen in der Kohlenwasserstoffkette. Weil sie die Kette elastischer machen, sinkt der Schmelzpunkt.
Dies ist der Grund, warum einige Fette – die Öle – bei Zimmertemperatur flüssig bleiben. Andere Fette, z. B. Kokosfett, sind bei gleicher Temperatur fest.

Unser tägliches Fett gib uns heute

Ein ernährungswissenschaftlich besonders wertvolles Fett ist die **Linolsäure**. Der Körper kann sie nicht eigenständig synthetisieren, weshalb sie unbedingt mit der Nahrung zugeführt werden muss. Ansonsten treten Mangelerscheinungen wie Nierenblutung, Entwicklungsstörungen oder sogar Herz-Kreislauf-Erkrankungen auf.
Pflanzliche Fette enthalten generell mehr Linolsäure und andere wichtige Fettsäuren als tierische Fette. Öle aus Disteln, Sonnenblumen und Weizenkeimen sind besonders reich an Linolsäure und daher für unsere Ernährung besonders empfehlenswert.

Gesättigte und ungesättigte Fettsäuren

Bezeichnung	Anzahl der C-Atome (gesamt/ ungesättigt)	Grad der Sättigung	Schmelzpunkt und Fettzustand bei 20 °C	
Laurinsäure	12/0	gesättigt	44 °C	festes Fett
Myristinsäure	14/0	gesättigt	53,9 °C	festes Fett
Palmitinsäure	16/0	gesättigt	63,1 °C	festes Fett
Palmitoleinsäure	16/1	1fach ungesättigt	0,5 °C	flüssig (Öl)
Stearinsäure	18/0	gesättigt	69,6 °C	festes Fett
Ölsäure	18/1	1fach ungesättigt	13,4 °C	zähflüssig
Linolsäure	18/2	2fach ungesättigt	–5 °C	Öl + ess. Fettsäure
Linolensäure	18/3	3fach ungesättigt	–11 °C	Öl + ess. Fettsäure
Arachinsäure	20/0	gesättigt	76,5 °C	festes Fett
Arachidonsäure	20/4	4fach ungesättigt	– 49,5 °C	Öl + ess. Fettsäure
Behensäure	22/0	gesättigt	81 °C	festes Fett
Lingnocerinsäure	24/0	gesättigt	86 °C	festes Fett

Auch das Verhältnis von mehrfach ungesättigten zu den gesättigten Fettsäuren wird zur Beurteilung von Nahrungsfetten herangezogen. Besonders günstig ist dieses Fettsäuremuster z. B. beim Rotbarsch, der Forelle, im Sesamöl, Mais-, Soja- oder Weizenkeimöl. Als ideal sehen Ernährungswissenschaftler das Verhältnis der gesättigten zu ungesättigten Fettsäuren von 1 : 2 an. Das bedeutet: Über den Tag verteilt ist es ratsam, doppelt so viele ungesättigte Fettsäuren aufzunehmen wie gesättigte. Auch Oliven- und Rapsöl sind günstig aufgrund ihrer Fettsäure-Zusammensetzung (siehe S. 41). Beide lassen sich auch gut erhitzen. Für die kalte Zubereitung (z. B. Salatdressing) ist auch das Leinöl hervorragend geeignet.
Etwa 30 % der Energie sollten als Fett aufgenommen werden. Dies führt zu einer Empfehlung von rund 80 g Gesamtfett pro Tag. Tatsächlich liegt die

Mittlere Fettsäurenzusammensetzung einiger Speisefette

Fett oder Öl	Anteile in Prozent		
	gesättigte Fettsäuren	einfach ungesättigte Fettsäuren	mehrfach ungesättigte Fettsäuren
Kokosfett	91	7	2
Butter	64	33	3
Rindertalg	52	44	4
Schweineschmalz	41	49	10
Baumwollsaatöl	31	19	50
Heringsöl	22	56	22
Erdnussöl, argentinisches	19	39	42
Erdnussöl, afrikanisches	17	68	27
Olivenöl	15	78	9
Sojaöl	15	21	64
Maiskeimöl	13	34	53
Sonnenblumenöl	13	23	64
Rapsöl, erucasäurearmes	8	61	35

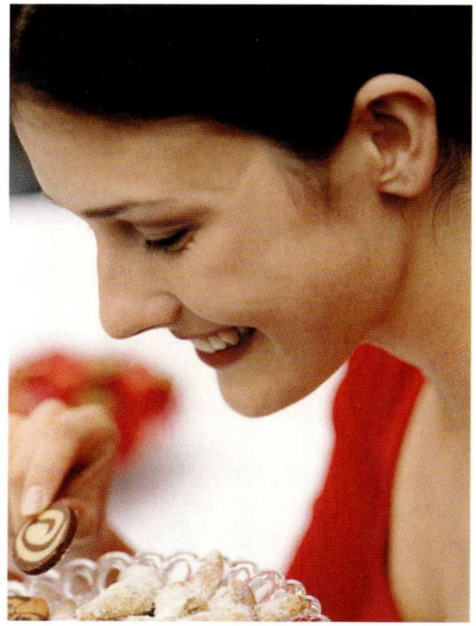

In vielen Lebensmitteln sind so genannte versteckte Fette enthalten, wie z. B. in Süßigkeiten oder Gebäck, Streichwurst oder Käse.

tägliche Fettzufuhr in Deutschland wesentlich höher, nämlich bei fast 150 g. Überflüssige Fette werden vom Körper als Depot, z. B. als unliebsames Bauchfett, gespeichert, um für Mangelzeiten gerüstet zu sein. Während Hungerzeiten, wie sie hierzulande seit dem Zweiten Weltkrieg nicht mehr vorgekommen sind, greift der Organismus auf diesen Speicher zurück.

Ein zu hoher Verzehr an ungesättigten Fettsäuren schadet dem Organismus: Gallensteine bilden sich schneller, die Zellen altern vorzeitig, die Werte des guten HDL-Cholesterins verschieben sich zu Lasten der des schlechten LDL-Cholesterins, und der Bedarf an Vitamin A wird erhöht.

Wichtige Fettbegleitstoffe sind die fettlöslichen Vitamine A, D und E. Milch, Butter und Eigelb enthalten besonders viel Vitamin A und D. Weizen- und Maiskeimöl hingegen sind reich an Vitamin E. Da die fettlöslichen Vitamine allesamt lichtempfindlich sind, sollten Öle, ebenso wie Milch, im Dunkeln – oder zumindest in getönten Flaschen – gelagert werden. Bevor das Fett durch die Darmwand in die Blutbahn wandert, muss es vorverdaut werden. Diese Aufgabe erfüllen zwei Enzyme, die Magen- und die Pankreaslipase, wobei Letztere die wichtigere ist. Vorher müssen die Fette jedoch emulgiert werden, damit sie gespalten werden können. Dies leisten die im Gallensaft vorhandenen Gallensäuren. Sie setzen die Oberflächenspannung stark herab und erzeugen zwischen Wasser und Fett eine stabile Emulsion.

Im Pankreassaft finden sich dann weitere Enzyme für die Fettverdauung, so genannte *Phosphatasen* und *Esterasen*.

Linolsäuregehalt einiger Speisefette

Fett oder Öl	Linolsäuregehalt in %
Butter	2–3
Haushaltsmargarine	6–25
Pflanzenmargarine	25–35
Margarine, Spezialsorte	50–55
Schweineschmalz	3–16
Rindertalg	1–5
Kokosfett	1–3
Palmkernfett	ca. 1
Palmöl	6–12
Olivenöl	4–20
Qualitätsrapsöl, erucasäurearmes	18–24
Sojaöl	35–65
Erdnussöl, afrikanisches	13–26
Erdnussöl, argentinisches	38–40
Sonnenblumenöl	55–65
Baumwollsaatöl	33–58
Maiskeimöl	34–62
Weizenkeimöl	44–65

Durchschnittlicher Cholesteringehalt (in mg) einiger Lebensmittel (je 100 g)

Lebensmittel	Cholesterin	Lebensmittel	Cholesterin
Rindfleisch*	70	Butter	240
Kalbfleisch*	90	Schlachtfette	100
Schweinefleisch*	70	Mayonnaise (80 % Fett)	140
Schaffleisch*	70		
Geflügel*	75	Trinkmilch*	12
Wild*	110	Kondensmilch	33
		Sahne	102
Herz*	130	Käse (40–60 % Fett)	100
Nieren*	320		
Leber*	300	Hühnerei (gesamt)*	470
Hirn*	2200	1 Hühnerei (57 g)*	270
Wurstwaren	85–100		

* rohes Lebensmittel

Unentbehrlich in den Zellen: Lecithin

Im Zellstoffwechsel, z. B. beim Zellwachstum oder der Sauerstoffzufuhr, ist *Lecithin* von größter Bedeutung. Gerade in den lebenswichtigen Organen Gehirn, Knochenmark, Herz und Leber kommt das zu den Fettstoffen zählende Phospholipid in großen Mengen vor. Es besitzt sowohl eine positive als auch eine negative Ladung, was es auch zu einem wichtigen Strukturelement der Zellmembranen macht. Durch diese Bipolarität kann es bei wasserunlöslichen, so genannten hydrophoben Verbindungen als Emulgator wirken.

Wer etwa viel Sport treibt oder besonderen Stresssituationen ausgesetzt ist, hat häufig einen erhöhten Lecithinbedarf, der mit den Mahlzeiten nicht mehr gedeckt werden kann. Dann kann es günstig sein, das Phospholipid als Nahrungsergänzung zuzuführen. Es kann helfen, die Nerven zu stärken, und beeinflusst den Blutfett- und Cholesterinspiegel positiv. Durch Studien konnten Wissenschaftler allerdings die Vermutung, Lecithin könne eine vorbeugende Wirkung gegen Altersdemenzerkrankungen entfalten, nicht erhärten. Hohe Lecithingehalte weisen auch Eigelb sowie die Speicherorgane der Pflanzen (Samen, Wurzeln und Knollen) auf. Gleiches gilt für Hefen, Pilze und Bakterien.

Das Lecithin der hobbythek (**Reinlecithin P**) gibt es als Pulver. Es stammt selbstverständlich aus nicht genmanipuliertem Soja. Es kann unterstützend als Backtriebmittel eingesetzt werden, ist aber kein Ersatz dafür. Um einen blutfettsenkenden Effekt zu erzielen, müssen pro Tag etwa 16 g Reinlecithin P aufgenommen werden. Für Menschen mit Übergewicht ist das aber nur bedingt geeignet. Sie sollten unbedingt den hohen Kaloriengehalt des Lecithins berücksichtigen. Zudem steigert seine regelmäßige Einnahme den Appetit. Prinzipiell lässt sich das Pulver mit dem Salatdressing vermischen oder ein leckerer Shake damit mixen:

Fruchtiger Lecithin-Shake

150 ml	Magermilch
16 g	Reinlecithin P
100 g	frische Frucht (z. B. Pfirsich, Erdbeere oder Ananas)
1–2	Tabletten Lightsüß ht (nach Geschmack)

Alle Zutaten in einem Mixer pürieren. Fertig.

Cholesterin – besser als sein Ruf?

Am 12. März 2003 gab es auf dem Potsdamer Platz in Berlin eine ziemliche Drängelei. Hunderte Bürger standen Schlange, um sich am Stand der „Lipid-Liga" zum ersten „Tag des Cholesterins" ihren Cholesterinwert bestimmen zu lassen. Fast 90 % der unter 50-Jährigen hatten dabei keine Ahnung, wie hoch ihr Wert überhaupt ist. „Um sein Risiko für Herz-Kreislauf-Erkrankungen einschätzen zu können, sollten aber am besten bereits 35-Jährige ihre Werte kennen", gibt Professor Aloys Berg, stellvertretender Vorsitzender der Lipid-Liga, zu bedenken. Denn vorbeugend lässt sich eine Menge gegen gesundheitliche Beeinträchtigungen aufgrund zu hoher Cholesterinwerte tun. Und so gab es am „Tag des Cholesterins" nicht wenige, denen ein Besuch bei ihrem Hausarzt nahe gelegt wurde, um weitere Maßnahmen zu besprechen. Immerhin gilt ein erhöhter Cholesterinspiegel als gefährlichster Risikofaktor für Arteriosklerose und Herzinfarkt, denn er führt zu cholesterinhaltigen Ablagerungen in den Gefäßwänden (s. S. 23 f.).
Cholesterin gehört zur Gruppe der **Sterine**. Es wurde bereits im 18. Jahrhundert als Hauptbestandteil der Gallensteine entdeckt. Daher rührt auch sein Name: Galle heißt im Griechischen *chole*.
1883 entdeckte der Göttinger Pathologe Jakob Vogel als einer der Ersten Cholesterinkristalle in menschlichen Arterien unter dem Mikroskop.
1985 erhielten die Amerikaner Joseph L. Goldstein und Michael S. Brown den Nobelpreis für Medizin für ihre Arbeiten über die Regulierung des Cholesterinstoffwechsels in Zellen.
Hauptursache für zu viel Cholesterin im Blut ist eine falsche Ernährung mit zu viel Fett tierischen Ursprungs. Wie sehr man darauf reagiert, ist allerdings individuell sehr verschieden und mal wieder von unseren Genen abhängig.
Cholesterin wird auch vom Körper eigenständig in der Leber hergestellt – sogar in ausreichender Menge. Eine Zufuhr durch die Nahrung ist daher eigentlich überflüssig, aber in Maßen natürlich unbedenklich. 140 g Gesamtcholesterin enthält im Schnitt der Körper eines Erwachsenen.

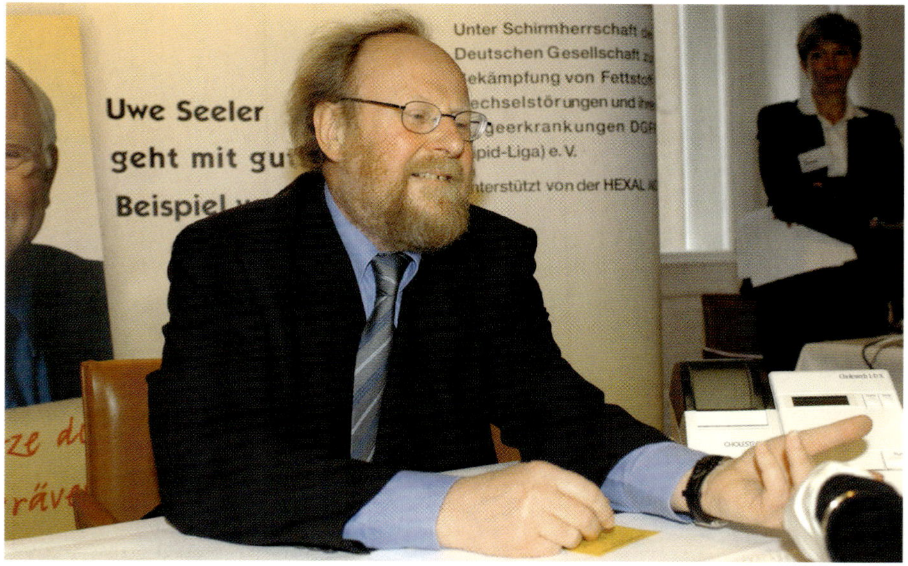

Beim Tag des Cholesterins in Berlin im Mai 2002 ließen sich auch etliche Politiker, wie hier Bundestagspräsident Wolfgang Thierse, ihre Cholesterinwerte bestimmen.

Im Organismus ist Cholesterin z. B. wichtiger Baustein von **Lipoproteinen**. Das sind wasserlösliche große Moleküle aus Fettstoffen und Eiweiß. Viele von ihnen kommen im Zellplasma vor. Weiter bildet Cholesterin die Vorstufe von etlichen Substanzen, wie etwa Gallensäure, Hormonen und Vitamin D_3. Auch stabilisiert das Cholesterin Zellmembranen, die Zellen und einzelne Zellbereiche voneinander abgrenzen.

Fettstoffe, wie das Cholesterin, allein sind in Wasser unlöslich. Damit das Cholesterin besser durchs Blut transportiert werden kann, wird es an Lipoproteine gebunden, die es wie eine Hülle umgeben. Am bedeutsamsten sind folgende Varianten: das so genannte LDL *(Low Density Lipoprotein)* – es hat eine relativ niedrige Dichte – und das so genannte HDL *(High Density Lipoprotein)* mit einer höheren Dichte. Vor allem erhöhte LDL-Werte machen den Medizinern Kopfzerbrechen. Das HDL wird dagegen als das „gute" Cholesterin bezeichnet, weil es bereits in der Gefäßwand abgelagertes Cholesterin wieder aufnehmen und zur Leber zurücktransportieren kann. Dort wird es schließlich zu Gallensäuren umgebaut. Mit der Gallenflüssigkeit kann es durch den Darm ausgeschieden werden.

Die Laborwerte sollten für Gesamtcholesterin unter 200 mg/dl und für das LDL unter 130 mg/dl liegen; *Triglyceride* (das sind Neutralfette, in denen die Fettsäuren aus der Nahrung chemisch gebunden sind; s. S. 38) im Blut nicht über 160 mg/dl. Je höher das HDL-Cholesterin ausfällt, umso besser für die Gesundheit.

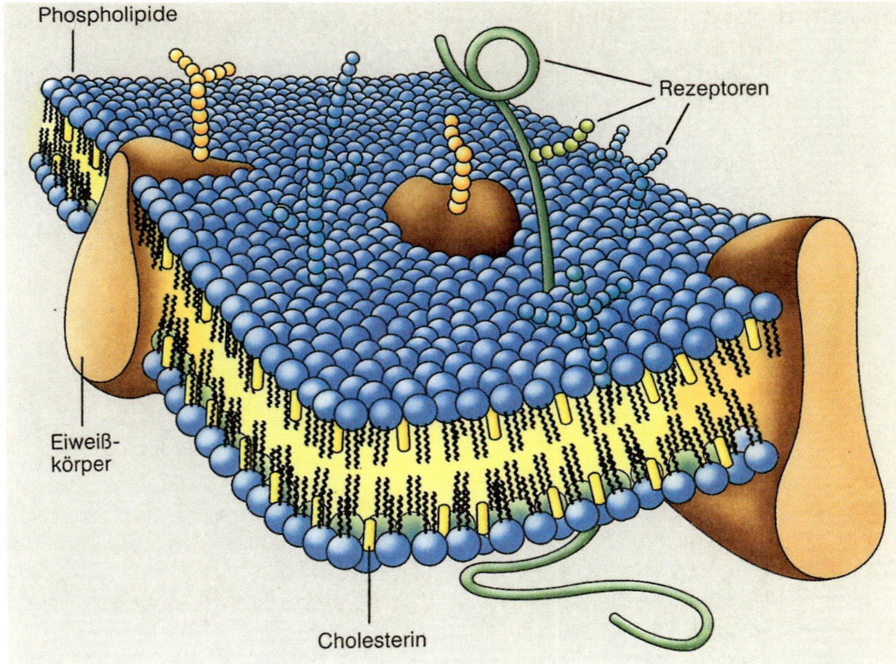

Das Cholesterin ist u. a. ein wichtiger und stabilisierender Bestandteil von Zellmembranen.

Cholesterinsenker aus der Speisekammer

Ernährungswissenschaftler kennen inzwischen eine Menge Lebensmittel, die den Cholesteringehalt des Blutes senken können. Das haben neuere Untersuchungen deutlich bewiesen. Vor allem die **Ballaststoffe** Pektin, Guar und Psyllium haben diesen wünschenswerten Effekt. Regelmäßig auf den Tisch gehören z. B. Haferflocken, Artischocken, Leinsamen oder Hülsenfrüchte. Sie können Gallensäuren binden und verhindern deren Aufnahme aus dem Darm. Diese müssen dann vom Körper neu gebildet werden, wozu Cholesterin verbraucht wird. Auf diese Weise lässt sich der Cholesterin-Spiegel um rund 10 % nach unten verbessern.

Als günstig für die Regulation der Blutfettwerte hat sich weiter auch die Fettsäurezusammensetzung der Nahrungsfette erwiesen. Gesättigte Fettsäuren sollten nur rund ein Zehntel der Gesamtenergiezufuhr liefern. Auch die Deutsche Gesellschaft für Ernährung empfiehlt, nur selten fettes Fleisch und fette Käsesorten, Eier, Sahne, Kokos- oder Palmfett zu

Senkt das Cholesterin: Öfters auf den kleinen Hunger hören
Dass es einen Zusammenhang zwischen der Häufigkeit von Mahlzeiten am Tag und dem Fettstoffwechsel gibt, vermuten Forscher schon längere Zeit. Jetzt konnten sie es in einer Studie beweisen: Im Rahmen der EPIC-Studie *(European Prospective Investigation into Cancer and Nutrition)* wurden die Daten von nahezu 15 000 Erwachsenen zwischen 45 und 75 Jahren analysiert. Sowohl die Gesamtcholesterin- als auch die LDL-Werte lagen dabei umso niedriger, je mehr Mahlzeiten die Probanden am Tag zu sich nahmen. Selbst wenn andere Faktoren, wie z. B. **Body-Mass-Index** (s. S. 12), Bewegung oder Rauchen mit einbezogen wurden, blieben signifikante Unterschiede bestehen. Teilnehmer, die mehr als sechsmal am Tag Nahrung zu sich nahmen, wiesen um 9 bis 10 g/dl günstigere Cholesterinspiegel auf.

Warnung vor dem Roten Reis
So genannter *Red Rice* wird im Internet häufig als cholesterinsenkend zum Kauf angeboten. Er entsteht durch Fermentation von Schimmelpilzen aus Reis. Das Bundesinstitut für Arzneimittel und Medizinprodukte in Bonn warnt jedoch vor diesen Produkten. Sie könnten unliebsame Nebenwirkungen hervorrufen.

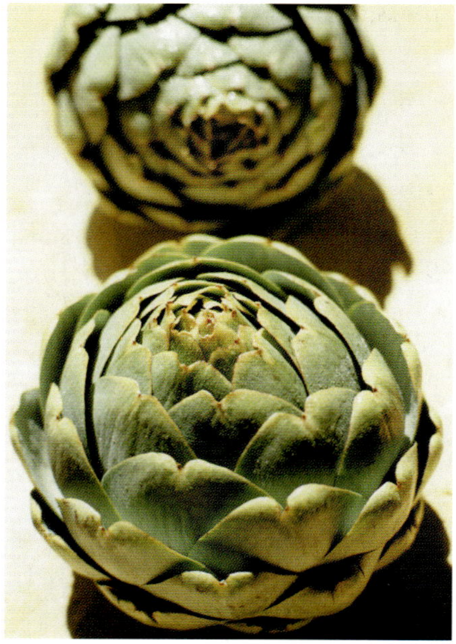

Wer häufig Artischocken zu sich nimmt, kann damit seine Cholesterinwerte senken.

essen. Für die Zubereitung von Nahrungsmitteln sollte man eher auf Pflanzenöle setzen (s. S. 39 f.). **Omega-3-Fettsäuren**, wie sie vor allem in Seefischen wie Makrele, Lachs oder Hering vorkommen, senken den *Triglycerid*-Spiegel (s. S. 38) und wirken sich positiv auf die Fließeigenschaften des Blutes aus.

Ballaststoffe – wirklich wertvolle Fasern

Ballaststoffe gehören zur Gruppe der Kohlenhydrate. Sie sind Bestandteile pflanzlicher Nahrungsmittel und wirken im Darm als natürliche Füll- und Quellstoffe. Sie kommen in löslicher oder unlöslicher Form vor.
Zwar passieren sie unverdaut den Dünndarm, entwickeln aber eine ganze Bandbreite von gesundheitsfördernden Effekten in unserem Körper.

Die aufgequollenen, löslichen Ballaststoffe binden Schadstoffe im Darm und machen diese damit unschädlich, etwa Schwermetalle oder Pestizide aus der Nahrung. Gleiches geschieht mit Abbauprodukten im Darm, z. B. der Gallensäure. Pektin und Inulin beschleunigen die Ausscheidung von Gallensäure. Dadurch wird die Bildung von Gallensäure in der Leber angeregt, der Organismus verbraucht mehr Cholesterin. Der Cholesterinspiegel im Blut wird so auf natürliche Weise gesenkt und damit das Risiko einer Arterienverkalkung verringert.
Pektin, Inulin und Oligofructose stabilisieren den Zuckerstoffwechsel. Sie sorgen dafür, dass Stärke und Disaccharide langsamer zu Glucose abgebaut werden.

Die englischen Ärzte Denis P. Burkitt, N. Sydney Painter und H. C. Trowell waren in den 70er Jahren die ersten Forscher, die die Bedeutung von Ballaststoffen für unsere Ernährung hervorhoben.

Sie erkannten deren schützende Wirkung vor etlichen Zivilisationskrankheiten, etwa Verstopfung, Blinddarmentzündung, Reizdarm, Hämorrhoiden, chronische Dickdarmentzündungen, -polypen und -krebs, Cholesteringallensteine, Karies, Fettsucht, Bluthochdruck, Diabetes, Herzinfarkt, Durchblutungsstörungen sowie rheumatischen Erkrankungen.

Ernährungswissenschaftler und Mediziner konnten in der Langzeitstudie EPIC *(European Prospective Investigation into Cancer and Nutrition)* jetzt endlich den eindeutigen Nachweis erbringen, dass eine ballaststoffreiche Ernährung das Risiko für Dickdarmkrebs deutlich senken kann. „Mehr Ballaststoffe – statt 15 g pro Tag und Person 35 g – senken das Risiko, an dieser Krebsart zu erkranken, um 40 %", hebt Dr. Heiner Boeing, Leiter der EPIC-Studie in Potsdam am Deutschen Institut für Ernährungsforschung, hervor. Zuvor hatte es lediglich in experimentellen Versuchen im Reagenzglas Hinweise für die vor Tumoren schützenden Wirkungen dieser wertvollen Faserstoffe gegeben.
Mit der üblichen Ernährung, die überwiegend aus Zucker und Weißmehlen besteht, erhält der Körper hingegen viel zu wenig Ballaststoffe.
Die Deutsche Gesellschaft für Ernährung empfiehlt daher, pro Tag 30 g Ballaststoffe mit der Nahrung aufzunehmen. Dieser Wert wird mit vollwertigen Lebensmitteln aus Vollkornbrot, frischem Obst und Gemüse leicht erreicht.
Beim Getreide kommen Ballaststoffe vor allem in den Randschichten vor. Auch darum sind Vollkornprodukte anderen vorzuziehen. Bei Mehl gibt es die einfache Faustregel: Je höher der Ausmahlungsgrad, desto mehr Ballaststoffe sind im Mehl. Eine hohe Type, wie sie auf den Mehlpackungen angegeben wird, zeigt das schnell: Type 2000 beinhaltet einen wesentlich höheren Anteil Ballaststoffe als etwa Type 405.
Wenn der Magen-Darm-Trakt keine Ballaststoffe gewohnt ist, kann es vorübergehend zu unangenehmen Blähungen kommen. Hier empfehlen wir, den Körper langsam an die gesündere Kost zu gewöhnen und die Ballaststoffmenge Woche für Woche zu steigern.
Der Verzehr dieser Fasern wirkt zugleich verdauungsfördernd: Da sie Wasser an sich binden, erhöhen sie das Füllvolumen

Die wichtigsten Ballaststoffe

Lösliche Ballaststoffe	Unlösliche Ballaststoffe
Pektin (in vielen Obstsorten)	Zellulose (in pflanzlicher Gerüstsubstanz)
Inulin (in Artischocke, Topinambur, Lauch, Spargel, Zwiebeln)	Hemizellulose (Membranbestandteile von Obst und Gemüse)
Oligofructose (gewonnen aus Inulin, Nahrungsquelle für wichtige Darmbakterien)	Lignin (in holzigen Anteilen pflanzlicher Membranen)
Pentosan = Schleimstoffe (in Roggen)	
Betaglukane = Schleimstoffe (in Hafer und Gerste)	
Galaktomannane = Schleimstoffe (in Hafer und Gerste)	

Mit sechs kleineren Mahlzeiten am Tag kann man den Cholesterinspiegel im Blut deutlich senken.

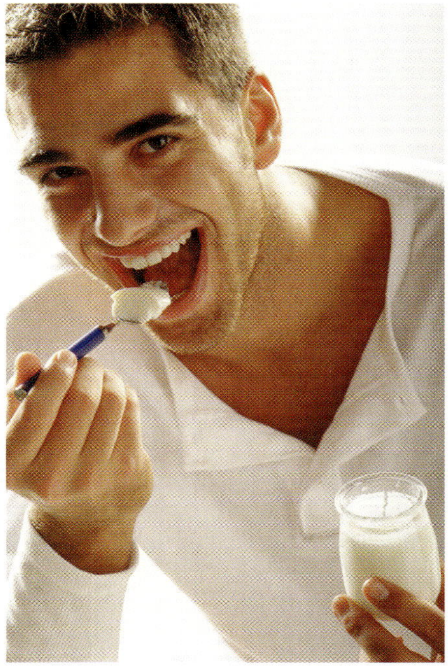

Der Ballaststoffgehalt verschiedener Lebensmittel

Lebensmittel (je 100 g essbarer Anteil)	Ballaststoffgehalt (in g)
Getreideprodukte	
Cornflakes	4,0
Haferflocken	6,7
Hirse	3,8
Mais, ganzes Korn	9,2
Maismehl	1,5
Reis, poliert	1,4
Reis, unpoliert	4,0
Roggen, ganzes Korn	13,1
Roggenkeime	3,7
Roggenmehl, Type 815	11,3
Roggenmehl, Type 1150	13,3
Roggenmehl, Type 1800	17,0
Sojabohnen	4,3
Weizen, ganzes Korn	10,6
Weizenkeime	2,3
Weizenmehl, Type 405	4,0
Weizenmehl, Type 1050	4,2
Weizenmehl, Type 1700	9,5
Eierteigwaren	3,4
Vollkornteigwaren	9,0
Brote und Backwaren	
Brötchen	3,1
Grahambrot	6,4
Knäckebrot	14,6
Pumpernickel	13,5
Roggenbrot	5,5
Roggenvollkornbrot	4,9
Roggenmischbrot	7,2
Salzstangen	0,3
Vollkornkekse	17,0
Vollkornzwieback	12,0
Weißbrot	2,9
Weizenmischbrot	4,1
Weizentoastbrot	3,1
Weizenvollkornbrot	6,7
Zwieback, eifrei	3,5

Lebensmittel (je 100 g essbarer Anteil)	Ballaststoffgehalt (in g)
Gemüse	
Artischocke	2,0
Aubergine	1,4
Blumenkohl	2,9
Bohnen, grün	2,9
Broccoli	3,0
Chicorée	1,3
Chinakohl	1,7
Endivien	1,5
Feldsalat	1,5
Grünkohl	4,2
Gurke	0,9
Kartoffel	2,5
Knollensellerie	4,2
Kohlrabi	1,4
Kopfsalat	1,5
Mangold	0,8
Möhren	3,4
Paprikafrüchte	2,0
Porree	2,3
Radieschen	1,5
Rosenkohl	4,4
Rote Rübe	2,5
Rotkohl	2,5
Schwarzwurzeln	2,3
Spargel	1,5
Spinat	1,8
Tomaten	1,8
Weißkohl	2,5
Wirsingkohl	1,5
Zuckermais	3,7
Zucchini	1,1
Zwiebel	3,1
Pilze	
Champignons	1,9
Pfifferlinge	0
Steinpilze	1,1

Lebensmittel (je 100 g essbarer Anteil)	Ballaststoffgehalt (in g)
Hülsenfrüchte	
Bohnen, weiß, trocken	18,4
Erbsen, trocken	16,6
Linsen, trocken	10,6
Kichererbsen	9,5
Nüsse und Samen	
Erdnuss	7,1
Haselnuss	7,4
Kokosnuss	9,0
Mandeln, süß	9,8
Walnuss	4,6
Pistazien	6,5
Sonnenblumenkerne	6,3
Obst, roh	
Ananas	1,8
Apfel	2,5
Apfelsine	2,2
Aprikose	2,1
Banane	2,0
Birne	2,8
Brombeere	3,2
Erdbeere	2,0
Grapefruit	0,6
Heidelbeeren	4,9
Himbeeren	4,7
Johannisbeeren, rot	8,2
Johannisbeeren, schwarz	6,8
Kirsche, sauer	1,0
Kirsche, süß	1,9
Mandarine	1,9
Mango	1,7
Mirabelle	0,7
Pfirsich	1,2
Pflaume	1,7
Stachelbeeren	3,0
Wassermelone	0,2
Zitrone	0,7

des Dickdarms und damit das des Stuhls. Der Darm wird zügiger entleert, schädliche Stoffwechselprodukte werden schneller aus dem Körper geschafft. Um die Vorteile der Ballaststoffe voll nutzen zu können, muss man über den Tag verteilt unbedingt ausreichend trinken – zwei bis drei Liter, in Form von kalorien- und zuckerfreien Getränken, am besten Wasser oder Kräutertees.
Nicht zuletzt verhelfen Ballaststoffe zu einem länger anhaltenden Gefühl der Sättigung. Gerade auf einem Diätplan dürfen sie daher nicht fehlen.

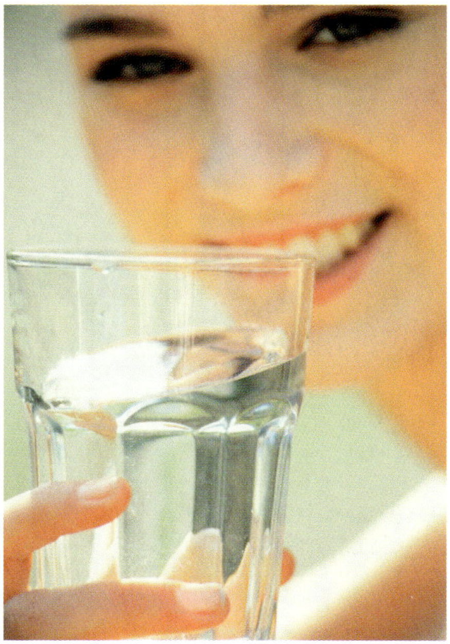

Damit sich die Wirkung der Ballaststoffe optimal entfaltet, muss man über den Tag verteilt genügend trinken.

Einfach darüber streuen: Apfelpekt Plus aus der hobbythek

Wer sein Müsli oder Joghurt mit Fasern aufpeppen möchte, kann pro Tag bis zu drei gehäufte Teelöffel Apfelpekt Plus hineinrühren. Es enthält Ballaststoffe aus Äpfeln und Apfelfasern und besitzt einen Ballaststoffanteil von 33 %, davon 21 % lösliche. Das dezent nach Äpfeln schmeckende Pulver kann außerdem zum Backen verwendet werden.

Achtung, lebenswichtig: Vitamine

Jedes Schulkind hat es schon gehört: Vitamine sind ja so gesund! Obst und Gemüse besitzen eine Menge davon. Aber was genau verbirgt sich hinter diesen unsichtbaren Nahrungsbestandteilen, die der Körper unbedingt aufnehmen muss?
Bereits im Jahr 1911 wurde der Begriff „Vitamin" geprägt (*vita* = latein. Leben, *amine* = Stickstoffverbindungen). Zwar gibt es auch unter den 13 bekannten Vitaminen solche, die keine Stickstoffverbindungen sind – der Name ist ihnen dennoch geblieben. Der Körper benötigt sehr kleine Mengen (häufig im Mikrogramm-Bereich). Vitamine sind bei zahlreichen Stoffwechselreaktionen unentbehrlich.
Vitamin A wurde als Erstes 1913 aus Butter und Eigelb isoliert. Völlig zu Recht nannten die Wissenschaftler diesen Stoff damals auch „Wachstumsfaktor", denn Vitamin A spielt u. a. beim Knochenstoffwechsel, und damit beim Wachstum, eine Rolle (s. S. 52). Davon ausgehend hat man später den übrigen Vitaminen alphabetisch aufsteigende Buchstaben zugeordnet.
Tatsächlich gibt es zwei große Gruppen unter den Vitaminen, die sich ernährungsphysiologisch grundlegend unterscheiden: wasserlösliche und fettlösliche Vitamine.
Erstere müssen bei der Zubereitung besonders behutsam behandelt werden, denn sie sind empfindlich, etwa gegenüber Hitze, Licht, Lagerung und Wasser. Bei allzu langem Kochen z. B. wird schnell ein großer Teil zerstört. Oder sie werden beim Gemüseputzen regelrecht ausgewaschen und weggeschwemmt. Die Folsäure beispielsweise, die in allen grünen Salaten und Gemüsearten vorkommt, verabschiedet sich auf diese Weise schnell aus der ursprünglich gesunden Kost. Daher zählt sie auch zu den so genannten kritischen Vitaminen; das sind solche, bei denen es tendenziell einen Mangel in der Versorgung gibt.
Fettlösliche Vitamine sind vorwiegend in fetthaltigen Lebensmitteln zu finden, aber auch in Obst und Gemüse als Carotin. Unser Organismus kann sie aber nur in Kombination mit Fett verwerten. Fettlösliche Vitamine werden in der Leber gespeichert, sodass der Organismus teilweise monatelang von seinen Reserven leben kann. Bei einer zu hohen Zufuhr kann es aber auch leicht zu einer Überdosierung – und damit zu *Hypervitaminosen* – kommen. Bei wasserlöslichen Vitaminen dagegen werden zu hohe Dosen vom Körper ausgeschieden, denn der Körper ist nicht in der Lage, große

Mengen zu speichern. Wir müssen also täglich für eine ausgewogene Ernährung sorgen.

In bestimmten Lebenssituationen braucht der Organismus besonders viele Vitamine. Dies ist beispielsweise in der Schwangerschaft und Stillzeit, während des Wachstums, bei extremer sportlicher Belastung, Dauerstress, hohem Alkoholkonsum oder Rauchen der Fall, ebenso bei etlichen Erkrankungen und in der Rekonvaleszenz. Auch können bestimmte Erkrankungen dazu führen, dass die Kapazität des Körpers, Vitamine speichern zu können, eingeschränkt ist. Dies kommt etwa bei Lebererkrankungen vor, bei denen auch wichtige Reaktionen von Vitaminen im Körper gestört sind (z. B. die chemische Aktivierung der Vitamine B_1 und B_6).
Um Vitamin-Lücken zu schließen, kann man auf Nahrungsergänzungsmittel als Pulver oder Tabletten (s. S. 67) zurükkgreifen. Hier sollte man sich aber genau an die Dosierungsanleitung halten. Denn bei fettlöslichen Vitaminen kann es zu einer Überversorgung kommen.
Grundsätzlich reicht eine ausgewogene und vielseitige Ernährung, um unseren Bedarf an Vitaminen zu decken. Der Körper ist in der Lage, Vitamine zu speichern. Erst wenn diese Depots geleert sind, entwickelt sich schleichend ein Vitaminmangel, zunächst mit unspezifischen Symptomen wie z. B. Müdigkeit oder eingerissenen Mundwinkeln. Klinische Zeichen zeigen sich erst viel später, wenn der Mangel über längere Zeit nicht ausgeglichen wird. Ein leichter Vitamin-C-Mangel beispielsweise kann mit einer erhöhten Anfälligkeit für Erkältungen beginnen und führt in letzter Konsequenz zu Skorbut, an dem früher Seeleute auf langen Reisen ohne Frischkost litten. Ausgeprägte Vitaminmangelzustände kommen heute überwiegend in unterentwickelten Ländern vor, wo sie zu ernsthaften Erkrankungen bis hin zum Tod führen können.

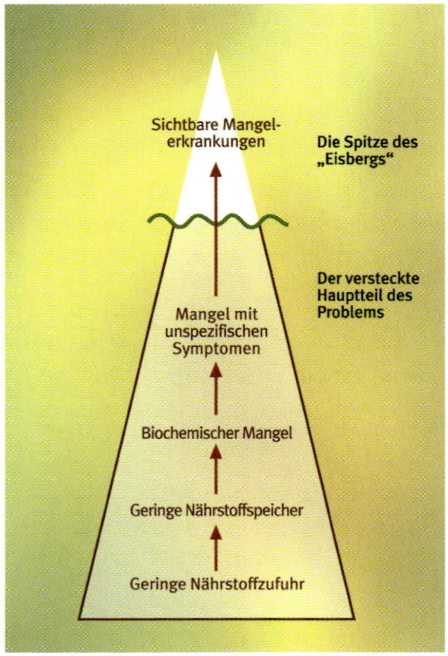

Erst wenn der Körper einige Zeit unter Nährstoffmangel leidet, zeigt sich eine konkrete Mangelerkrankung wie z. B. Rachitis bei einem Vitamin-D-Mangel (nach Klemm 1985).

Unsere Empfehlungen für die Vitaminzufuhr entsprechen denen der Deutschen Gesellschaft für Ernährung für gesunde Jugendliche und Erwachsene. Sie wurden im Jahr 2000 aktualisiert. So wurde z. B. die empfohlene Menge für Beta-Karotin erhöht.
Die Nahrungsquellen stellen nur eine Auswahl mit den wichtigsten Lieferanten dar. Die Gefahr einer Überdosierung besteht für viele Vitamine nicht. Wir haben sie dann nicht weiter aufgeführt. Die überschüssigen Vitamine werden in diesen Fällen vom Körper wieder ausgeschieden.

Die wasserlöslichen Vitamine

Vitamin B_1 *(Thiamin)*

Funktion: Wichtig für das Nervensystem und den Zuckerstoffwechsel.
Empfohlene Tageszufuhr: 1,0 bis 1,2 mg. Der Bedarf an Vitamin B_1 ist bei alten Menschen, Sportlern, Schwangeren und Stillenden, in Stresssituationen oder bei körperlich schwer arbeitenden Menschen sowie bei häufigem Alkoholkonsum erhöht. Höhere Dosen sind auch bei Nerven-, Muskel- oder Gelenkschmerzen sowie Migräne angezeigt. In diesen Fällen wird vom Hausarzt Vitamin B_1 in Tablettenform verordnet.
Mangelerscheinungen: Herzstörungen, Müdigkeit, Appetitlosigkeit sowie erhöhte Anfälligkeit für Infekte.
In asiatischen Ländern hat der hohe Verzehr von poliertem Reis zur klassischen Vitamin-B_1-Mangelerscheinung, der *Beri-*

beri geführt. Kennzeichen sind Lähmung und Schwund der Gliedmaßenmuskulatur, Wasseransammlung in den Geweben und Herzfunktionsstörungen. Zwar gibt es bei uns diese erheblichen Mangelerscheinungen nicht mehr, dennoch sind Menschen, die ihren Kalorienbedarf überwiegend mit Produkten aus hellem Mehl, Zucker oder Alkohol decken, gefährdet. Zum einen fehlt in diesen Lebensmitteln das Vitamin B_1 (es kommt überwiegend in den Randschichten von Getreide vor); zum anderen gelten diese Produkte auch als Vitamin-B-Räuber, d. h., ihr Abbau verschlingt zusätzlich Vitamin B_1.
Schwere Vitaminmangelzustände treten in den Industrieländern allerdings kaum auf. Mittlere Defizite machen sich aber als Müdigkeit, Konzentrationsschwäche, Aggression, Lärmempfindlichkeit, schlechte Stimmung bis hin zu depressiven Zuständen bemerkbar. Gerade das bei Jugendlichen beliebte Fastfood führt oft zu diesen Symptomen. Aber auch Medikamente wie Abführmittel, die Pille, Mittel gegen Übersäuerung des Magens oder Darmparasiten können Vitaminräuber sein. Auch wer sein Gewicht reduzieren will, muss darauf achten, ausreichend Vitamin B_1 zu sich zu nehmen – einem Mangel können Sie leicht mit unserem Multivitaminpulver ht vorbeugen.
Nahrungsquellen: Schweinefleisch, Kartoffeln, Herz, Leber, Milch, Vollkornprodukte, Getreidekeime, Hefe.

Vitamin B_2 *(Riboflavin)*

Funktion: Unentbehrlich für den Aufbau des roten Blutfarbstoffs, wichtig für den Sehvorgang und für die Haut. Beteiligt am Fett-, Kohlenhydrat- und Eiweißstoffwechsel.
Empfohlene Tageszufuhr: 1,2 bis 1,4 mg. Der Bedarf an Riboflavin ist bei Rauchern, bei Einnahme der Pille sowie bei chronischem Alkoholkonsum erhöht.
Mangelerscheinungen: Wachstums- und Sehstörungen, Lichtempfindlichkeit, Rötung und Schuppenbildung der Haut, Risse in den Mundwinkeln, glanzlose und brüchige Fingernägel.
Nahrungsquellen: Milch, Buttermilch, Rinderleber, Gemüse, Kartoffeln, Vollkornprodukte, Hefe.

Vitamin B_6 *(Pyridoxon)*

Funktionen: Wichtig für den Eiweißstoffwechsel und das Nervensystem.
Empfohlene Tageszufuhr: 1,2 bis 1,5 mg.
Mangelerscheinungen: Appetitlosigkeit, Hautveränderungen, Wachstumsstörungen, Muskelschwund, Krämpfe, Blutarmut.
Der Bedarf ist ebenfalls bei Einnahme der Pille und bei Schwangeren erhöht. Letztere bekommen das Vitamin häufig vom Arzt verordnet. Der Bedarf steigt mit der Höhe des Eiweißverzehrs.
Überdosierung: Bei der 200- bis 500-fachen Tagesdosis können Funktionsstörungen im Nervensystem auftreten.
Nahrungsquellen: Vollkornprodukte, Bananen, Sardinen, Makrelen, Kartoffeln, Gemüse, Milch.

Vitamin B_{12} *(Cobalamin)*

Funktionen: Wichtig für die Blutbildung und Wachstumsvorgänge.
Empfohlene Tageszufuhr: 3 µg (= 0,003 mg).
Schwangere haben insbesondere in den letzten drei Monaten einen erhöhten Bedarf.
Mangelerscheinungen: Bei chronischer Unterernährung, bei Magen-Darm-Krankheiten oder bei strenger vegetarischer Kost treten Mangelerscheinungen auf (pflanzliche Nahrung enthält kein Cobalamin). Es kommt zu einer Anämie, da der Gehalt an roten Blutkörperchen, den Erythrozyten, vermindert ist; die Zungenschleimhaut verändert sich und es treten nervöse Störungen auf.
Ältere Menschen produzieren oft zu wenig Magensäure, die bei der Aufnahme des Vitamins eine Rolle spielt. Der Hausarzt injiziert dann Vitamin B_{12}.
Nahrungsquellen: Kalbsleber, Fleisch, Milch, Quark. Sauerkraut – aufgrund des bakteriellen Gärungsvorgangs.

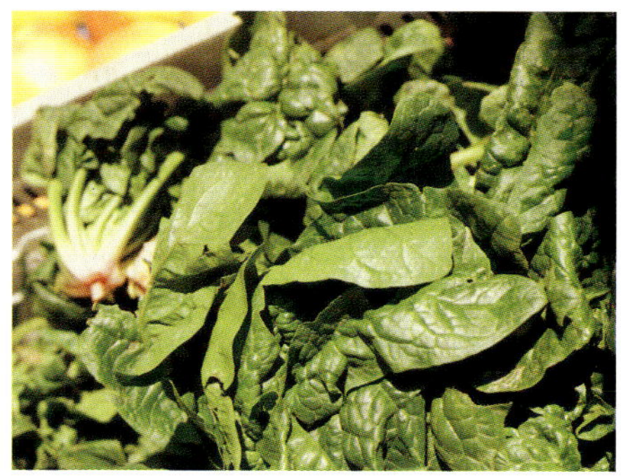

Vor allem in grünen Gemüsearten ist Folsäure enthalten – der Gehalt schwindet aber schnell bei Lagerung, zu starkem Wässern etc.

Folsäure

Funktion: Wichtig für die Zellteilung und Zellneubildung, insbesondere der weißen und roten Blutzellen.
Empfohlene Tageszufuhr: 400 µg (= 0,4 mg). Während Schwangerschaft und Stillzeit ist der Bedarf erhöht, ebenso bei Einnahme der Pille und anderer Medikamente. Auch ein chronischer Eisenmangel kann zu einer Störung der Folsäureverwertung führen.
Mangelerscheinungen: Veränderungen des Blutbildes *(Anämie)*, Schleimhautveränderungen im Bereich der Mundhöhle, Darmstörungen.
In der Embryonalentwicklung kann ein Mangel an Folsäure schwere Folgen haben und zu einem „offenen Rücken", der so genannten *Spina bifida*, führen. Ärzte vermuten, dass ein Mangel in dieser Zeit auch zu einer Lippen-Gaumen-Spalte führen kann. Daher werden Schwangeren heutzutage vorbeugend Folsäure-Tabletten verordnet. Folsäure zählt ohnehin zu den Vitaminen, mit denen viele Menschen nicht ausreichend versorgt sind.
Nahrungsquellen: Grünes Gemüse und Salate, Leber, rohe Tomaten und Weißkohl, Blumenkohl, Sojabohnen, Hefe, Weizenkeime.

Niacin

Funktion: Niacin ist Bestandteil vieler Enzyme und spielt für den Ab- und Aufbau von Kohlenhydraten, Fetten und Eiweißen eine wichtige Rolle. Es ist außerdem unentbehrlich für das Nervensystem und die Haut.
Empfohlene Tageszufuhr: 13 bis 16 mg.
Mangelerscheinungen: Müdigkeit, Appetitlosigkeit, Gewichtsverlust.
Überdosierung: Bei einer 50fachen Tagesdosis erweitern sich die Blutgefäße, was zum Erröten der Haut führt. Dies geschieht jedoch nur bei Einnahme einer seltenen Niacinform, der Nicotinsäure.
Nahrungsquellen: Sardinen, Kartoffeln, Getreideerzeugnisse, Obst, Gemüse, Hülsenfrüchte, Hefe.

Pantothensäure

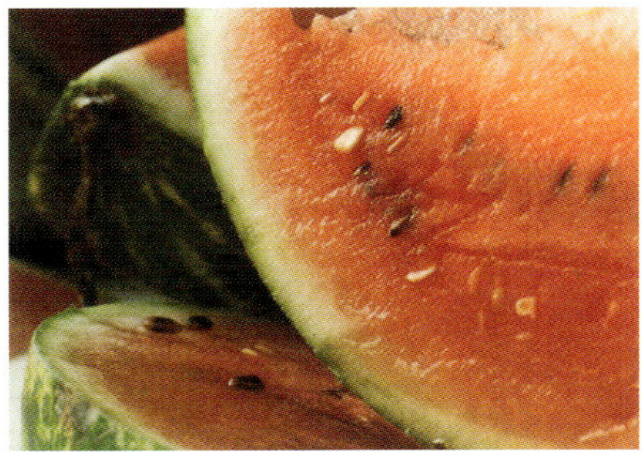

Wassermelonen enthalten Pantothensäure.

Funktion: Wichtig beim Aufbau von Fetten, Kohlenhydraten, Aminosäuren, Fettsäuren und bestimmten Hormonen.
Empfohlene Tageszufuhr: 6 mg.
Mangelerscheinungen: nicht bekannt.
Überdosierung: Die wasserlöslichen Vitamine werden in der Regel, wenn sie in hoher Dosis aufgenommen werden, vom Körper wieder ausgeschieden.
Nahrungsquellen: Leber, Steinpilze, Wassermelonen, Erbsen, Heringe.

Biotin

Funktion: Wichtig bei der Synthese von Kohlenhydraten und Fetten.
Empfohlene Tageszufuhr: 30 bis 60 µg (= 0,03 bis 0,06 mg).
Mangelerscheinungen: Hautveränderungen und unspezifische Symptome wie Müdigkeit, Appetitlosigkeit, Übelkeit, Muskelschmerzen, Minderung des roten Blutfarbstoffs.
Nahrungsquellen: Milch, Leber, Sojabohnen.

Vitamin C

Funktion: Erhöht die Abwehrkräfte gegenüber Infektionskrankheiten, wichtig für die Zahn-, Knochen- und Blutbildung. Vitamin C hat eine herausragende Stellung als Antioxidans.
Empfohlene Tageszufuhr: 100 mg. Erhöhter Bedarf an Vitamin C bei Schwerstarbeit, Hochleistungssport, Stress, Alkoholmissbrauch und Rauchen. In diesen Fällen kann die Tagesdosis auf 500 mg bis 1 g erhöht werden.
Vitamin C verhindert außerdem die Bildung von Krebs erregenden *Nitrosaminen*, die im Verdauungstrakt aus Nitraten und Eiweißstoffen gebildet werden. Gepökelte Speisen, die Nitrate enthalten (z. B. Schinken, Würste oder Fisch), sollte man deshalb immer mit Vitamin-C-haltiger Beilage essen. Auch die dekorative Zitrone sollte ruhig mitverzehrt werden. Eisen aus pflanzlicher Nahrung wird vom Körper besser verwertet, wenn dazu Vitamin C aufgenommen wird. Die Frage, ob Vitamin-C-Pulver oder -Tabletten tatsächlich gegen grippale Infekte vorbeu-

gen, wird in der Forschung kontrovers diskutiert.

Mangelerscheinungen: Müdigkeit, geistige und körperliche Leistungsminderung, schlechte Wundheilung, Anfälligkeit für Infektionskrankheiten. Akute und extreme Mangelzustände, wie sie in früheren Zeiten vorkamen, werden als Skorbut bezeichnet.

Überdosierung: Bei Einnahme von mehr als 2,5 g des Vitamins in einer einzigen Dosis kann es zu Durchfall kommen. Die Durchfälle entstehen, weil die Ascorbinsäure sehr viel Wasser in den Darminnenraum zieht und damit die Darmbewegung *(Peristaltik)* anregt, sodass der Darminhalt auf dem schnellsten Wege wieder aus dem Körper befördert wird. Dabei werden weitere wichtige Stoffe, z. B. Mineralien und Spurenelemente, aus dem Körper ausgeschieden.

Für Menschen mit Verstopfung kann die Gabe von Vitamin C Linderung schaffen. Am besten wird es dann in kleinen Dosen über den Tag verteilt eingenommen.

Hohe Dosen werden vom Verdauungstrakt nicht vollständig aufgenommen. Einer Überdosierung von künstlichem Vitamin C, z. B. als Pulver, wird inzwischen mit Skepsis begegnet. Dies kann sogar zu Nierensteinen führen.

Nahrungsquellen: Paprika, Weißkohl, Kiwi, Kartoffeln, Orange, Erdbeeren, Johannisbeeren.

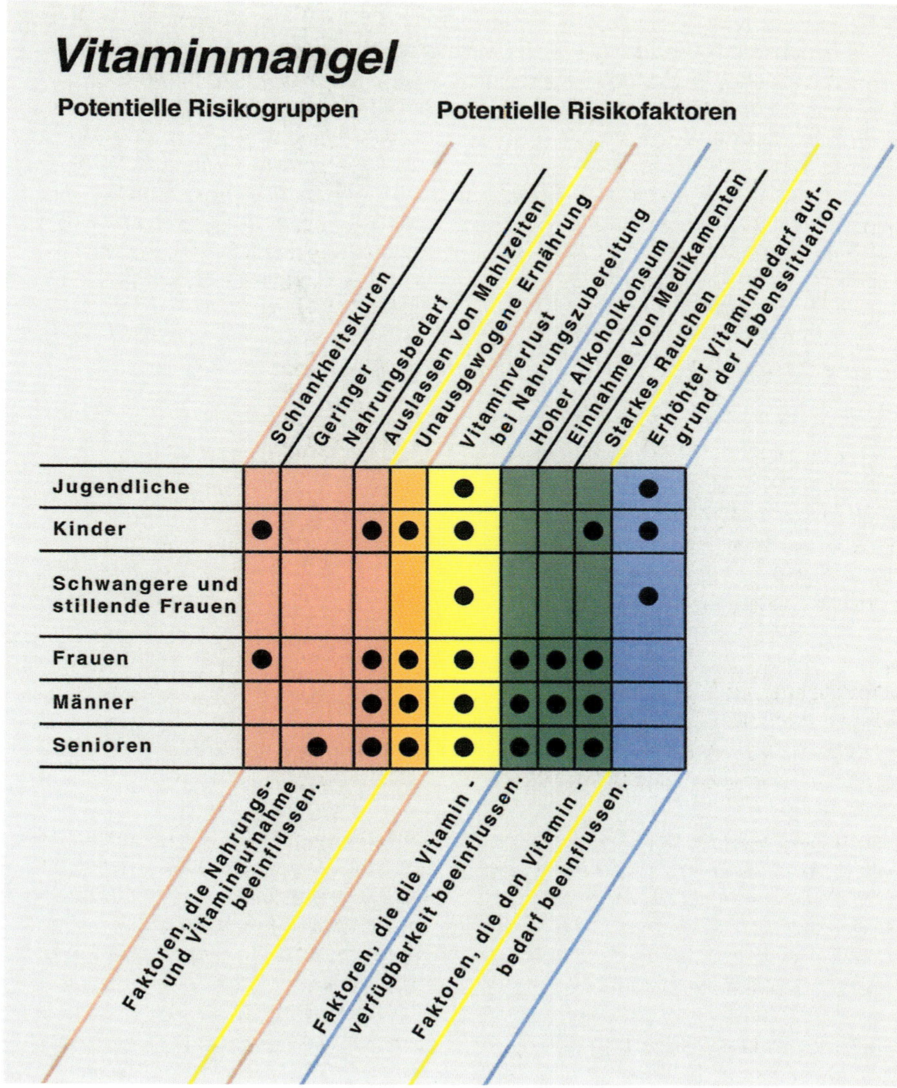

	Schlankheitskuren	Geringer Nahrungsbedarf	Auslassen von Mahlzeiten	Unausgewogene Ernährung	Vitaminverlust bei Nahrungszubereitung	Hoher Alkoholkonsum	Einnahme von Medikamenten	Starkes Rauchen	Erhöhter Vitaminbedarf aufgrund der Lebenssituation
Jugendliche					●				●
Kinder	●		●	●	●			●	●
Schwangere und stillende Frauen					●				●
Frauen	●		●	●	●	●	●	●	
Männer			●	●	●	●	●	●	
Senioren		●	●	●	●	●	●	●	

Das Alter, bestimmte Lebenssituationen oder auch das Geschlecht beeinflussen das Risiko eines Vitaminmangels.

Vitamin	Mehrbedarf in %	
	Schwangere Frauen	Stillende Mütter
A	38	125
E	17	42
B_1	25	42
B_2	20	53
B_6	88	38
B_{12}	20	20
Niacin	13	33
Folsäure	100	150
Pantothensäure	25	38
Vitamin C	33	67

Schwangere und Stillende haben einen auffällig erhöhten Vitaminbedarf, Schwangere an Vitamin B_6 und Folsäure, Stillende an Folsäure und Vitamin A.

Wildkräutersuppe
(Für 4 Personen)

2	Zwiebeln
	Knoblauch (nach Geschmack)
	Pflanzenöl
2	große Kartoffeln
1/2 l	Weißwein
1 l	Wasser
250 g	Wildkräuterblätter (z. B. Giersch, Brennnessel, Löwenzahn)
1/2 l	Gemüsebrühe
	Salz, Pfeffer
	Muskatnuss
	etwas Crème fraîche

Zwiebeln und Knoblauch fein würfeln und in dem Öl glasig dünsten. Kartoffeln schälen, ebenfalls würfeln und hinzugeben, mit Wein ablöschen, mit Wasser auffüllen und kochen, bis die Kartoffeln weich sind. Die Kräuter waschen und trockenschleudern. Einige Blätter zum Garnieren beiseite legen. Am Schluss Kräuter in der heißen Suppe nur kurz mitgaren. Mit dem Stabmixer pürieren. Mit Gemüsebrühe, Salz, Pfeffer und Muskatnuss abschmecken. In vorgewärmten Tellern mit einem Löffel Crème fraîche servieren.
(Weitere Rezepte finden Sie im hobbythekbuch „Lebenselixiere aus Deutschland, Wilde Pflanzen")

Wildpflanzen stecken voller Vitalstoffe
Auf Feld, Wiese oder Flur wuchert während der warmen Monate allerlei, an dem Gourmets und Gesundheitsfans nicht vorbeigehen sollten. Frisch gesammelt, lässt sich so manche vitaminreiche Köstlichkeit damit zubereiten – z. B. eine Wildkräutersuppe.

Die fettlöslichen Vitamine

Vitamin A *(Retinol)*

Funktion: Beteiligung am Sehvorgang. Wichtig für Haut und Schleimhaut sowie das Immunsystem.
Empfohlene Tageszufuhr: 2 bis 4 mg.
Mangelerscheinungen: Lichtscheuheit, Nachtblindheit, Hautschäden, Haarausfall, erhöhte Infektionsanfälligkeit, Wachstumsstörungen der Knochen bei Kindern.
Überdosierung: Bei monatelanger Einnahme von mehr als 15 mg am Tag können Kopfschmerzen und Hautveränderungen auftreten. Liegt die tägliche Dosis über 30 mg, können zudem Leberzellveränderungen, bei Schwangeren sogar eine Schädigung des Ungeborenen die Folge sein.
Nahrungsquellen: Möhren, Spinat, Grünkohl, Tomaten, Butter, Margarine, Sahne, Milch. In Pflanzen, z. B. Möhren, ist eine Vorstufe des Vitamin A, das **Provitamin A** oder *Beta-Carotin,* enthalten. Der Körper wandelt dieses problemlos in Vitamin A um. Dies hat den Vorteil, dass Vitamin A nicht überdosiert werden kann. Der Körper speichert Beta-Carotin im Unterhautfettgewebe und greift auf diese Reserve bei Bedarf zurück. Aufgrund dieser Speicher besitzen Babys, die viel Möhrenbrei essen, eine bräunliche Hautfarbe. Das können sich auch Erwachsene zunutze machen. Provitamin A schützt nämlich vor Sonnenbrand.
Sowohl Vitamin A als auch sein Provitamin benötigen Fett, um vom Körper resorbiert zu werden. Daher ist der zusätzliche Klecks Sahne, Butter oder besser noch ein hochwertiges Speiseöl ein Muss.

Leckerer Möhren-Shake

150 g	Möhren
	etwas Butter
1 Tasse	Milch
1 TL	Honig (nach Geschmack)

Die Möhren in Streifen oder Scheiben schneiden, in der Butter ca. fünf Minuten dünsten. Mit der Milch in den Mixer geben und pürieren. Wer es mag, kann den Mix mit Honig abschmecken.

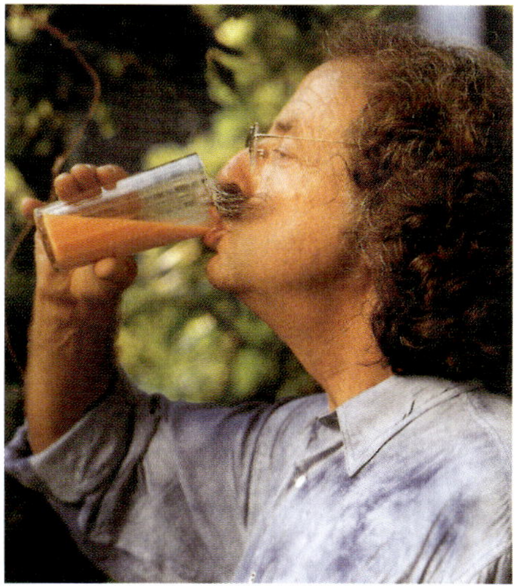

Ein guter Beta-Carotin-Spender und außerdem lecker: der Möhren-Shake der hobbythek.

Vitamin D *(Calciferol)*

Funktion: Notwendig für den Calcium- und Phosphatstoffwechsel. Unerlässlich für den Knochenstoffwechsel und die Zähne.
Empfohlene Tageszufuhr: 5 µg (= 0,005 mg). Unter Einwirkung von Tageslicht bildet sich im Organismus genügend Vitamin D. Daher täglich im Freien aufhalten.
Mangelerscheinungen: Bei Kindern kann Rachitis, eine Störung der Knochenbildung, auftreten. Deformationen des Schädels, der Wirbelsäule, des Brustkorbs, des Beckens und der Beine können die Folgen sein. Im Alter führt ein Mangel zur Entkalkung der Knochen, der Knochenerweichung *(Osteoporose).*
Überdosierung: Bei monatelanger Aufnahme von mehr als 15 µg pro Tag kann es bei entsprechender Veranlagung zu Knochenveränderungen kommen. Bei mehr als 5000 µg täglich liegt ein erhöhter Blut-Calcium-Spiegel vor, mit der Gefahr von Ablagerungen in Nieren und Gefäßen.
Nahrungsquellen: Hering, Lachs, Aal, Eigelb, Lebertran, Sahne, Käse, Butter und Margarine.

Vitamin E *(Tocopherol)*

Funktion: Wichtig für den Fettstoffwechsel. Schützt die ungesättigten Fettsäuren vor der Oxidation, also der Zerstörung durch Sauerstoff. Es wirkt auch der Arteriosklerosebildung entgegen.
Empfohlene Tageszufuhr: 12 bis 14 mg. Auch eine höhere Dosis sehen Wissenschaftler heute als unbedenklich an, weil es als Antioxidans vor Krebs schützen kann und zudem die Folgen einer Überdosierung relativ harmlos sind.
Mangelerscheinungen: Bei gesunden Menschen, die sich vielseitig ernähren, wurde ein Defizit an Vitamin E bislang noch nicht beobachtet. Lediglich bei krankhaften Veränderungen der Verdauungs- und Absorptionsprozesse kann es dazu kommen. Normalerweise wird Vitamin E aber ausreichend im Körpergewebe gespeichert, sodass der Körper darauf zurückgreifen kann.
Überdosierung: Bei monatelanger Einnahme von mehr als 500 mg täglich können sehr selten Muskelschmerzen auftreten. Manche Wissenschaftler gehen allerdings davon aus, dass selbst bei einer Zufuhr von 1000 mg keine Nebenwirkungen auftreten. In älterer Literatur werden als Folgesymptome von zu viel Tocopherol Kopfschmerzen, Schwindel und Erschöpfung genannt.
Nahrungsquellen: Pflanzenöle, Butter, Margarine, Eier.

Vitamin K *(Phyllochinon)*

Funktion: Wichtig für die Blutgerinnung.
Empfohlene Tageszufuhr: 60 bis 80 µg (= 0,06 bis 0,08 mg).
Mangelerscheinungen: Sie treten fast ausschließlich bei Säuglingen in der ersten Lebenswoche oder bei alten Menschen auf. Dann gerinnt das Blut langsamer, damit erhöht sich die Neigung zu Blutungen.
Nahrungsquellen: Tomaten, Kopfsalat, Leber, Milch, Kohl und Spinat.

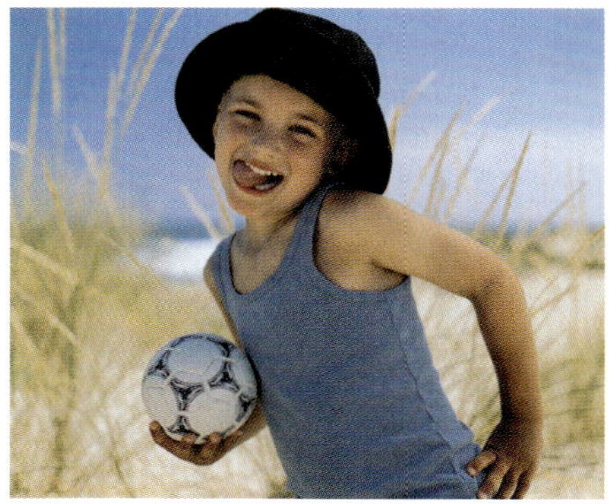

Gerade Kinder, deren Skelett und Körper sich im Aufbaustoffwechsel befinden, sollten häufig im Freien spielen. Denn Vitamin D bildet sich nur unter Einfluss von Sonnenlicht in der Haut.

Mineralstoffe

Mineralstoff	Wesentliche Funktion
Natrium	Osmotischer Druck
Kalium	Osmotischer Druck
Magnesium	Muskulatur, Zentrales Nervensystem
Calcium	Zähne, Knochen
Eisen	Sauerstofftransport im Blut
Jod	Schilddrüse
Fluorid	Zähne
Selen	Immunsystem

Auf einen Blick: Die wichtigsten Mineralstoffe in der Nahrung

Wie die Vitamine muss unser Körper auch die Mineralstoffe mit der Nahrung zu sich nehmen. Mineralstoffe stärken Knochen und Zähne, beeinflussen etliche Stoffwechselprozesse und bestimmen die Zusammensetzung von Blut und anderen Körperflüssigkeiten. Sie stellen auch den so genannten **osmotischen Druck** in den Zellen her, der dafür sorgt, dass Stoffe durch die Zellmembranen transportiert werden können. Der osmotische Druck stellt das Konzentrationsgefälle zwischen Zellinnen- und Zellaußenraum durch eine unterschiedliche Anzahl gelöster Ionen dar. Er spielt eine wesentliche Rolle im Elektrolythaushalt des Körpers. Vor allem Natrium und Kalium spielen dabei eine Rolle.
Im Vergleich zu den Vitaminen sind Mineralstoffe wesentlich „härter im Nehmen", d. h., Verluste durch Zubereitung, Kochen oder Lagerung spielen in der Regel keine Rolle.
Mit einer ausgewogenen Mischkost aus viel Getreide, Obst und Gemüse – wofür sich die hobbythek immer schon stark gemacht hat – ist der tägliche Bedarf an Mineralstoffen gesichert. Nur wer besonders viel schwitzt, etwa durch viel Sport, muss eventuell zusätzlich Pulver oder Tabletten einnehmen. Das Multimineralpulver ht beispielsweise ist hier eine gute Nahrungsergänzung.
Manchmal sind Mineralstoffe in pflanzlichen Lebensmitteln komplex gebunden. In reiner Form können sie deshalb vom Organismus nicht einfach aufgenommen werden. Dies gilt etwa für Eisen. Ein Glas zuckerfreier Orangensaft zur Mahlzeit getrunken, erleichtert hier mit seinem Vitamin-C-Gehalt die Resorption.
Üblicherweise werden Mineralstoffe in Mengen- und Spurenelemente unterteilt. Grundlage hierfür ist ihr mengenmäßiger Anteil in unserem Körper. Per Definition beträgt die Konzentration der Mengenelemente mehr als 50 mg/kg Körpertrockengewicht. Bei den Spurenelementen sind es weniger als 50 mg/kg.

Stark im Körper – Mengenelemente

Natrium

Funktion: Reguliert den osmotischen Druck der Körperflüssigkeiten und aktiviert Enzyme.
Mangelerscheinungen: Kopfschmerzen, Muskelkrämpfe, Kreislaufversagen nach starken Wasserverlusten durch Schwitzen, Erbrechen oder Durchfälle.
Empfohlene Tageszufuhr: 0,55 g.
Nahrungsquellen: alle gesalzenen Lebensmittel, besonders Wurst und Käse.

Tipp: Mineralwässer, die Natriumhydrogencarbonat enthalten, dürfen entgegen früheren Vorstellungen uneingeschränkt konsumiert werden. Kochsalzsensible Menschen müssen aber vorsichtig mit Speisesalz (NaCl) umgehen (s. Hypertonie, S. 26 f.). Früher glaubten Fachleute, das Natrium allein habe Einfluss auf den Blutdruck.

Chlorid

Funktion: Reguliert den osmotischen Druck im Körper und ist an der Verdauung beteiligt, denn Chlorid ist Bestandteil der Salzsäure im Magen.
Empfohlene Tageszufuhr: 0,83 g.
Mangelerscheinungen: wie bei Natrium.
Nahrungsquellen: wie Natrium.

Kalium

Funktion: Reguliert den osmotischen Druck im Körper. Außerdem ist es an der Muskelkontraktion beteiligt.
Mangelerscheinungen: Muskelschwäche, Herzfunktionsstörungen.
Empfohlene Tageszufuhr: 20 g.
Nahrungsquellen: Obst, Gemüse, Kartoffeln, Fleisch, Milch und Käse.

Tipp: Von abführenden Medikamenten *(Laxantien)* raten wir dringend ab. Nicht nur, weil sich der Körper daran gewöhnt; diese Stoffe führen auch zu einer vermehrten Ausscheidung von Kalium über den Darm. Ein Kaliummangel hat wiederum Darmträgheit zur Folge – ein Teufelskreis beginnt. Auch schwere Durchfälle und Erbrechen führen zu einem erheblichen Kaliumverlust, der unbedingt ausgeglichen werden muss.

Magnesium

Funktion: Beteiligt am Aufbau von Knochen und Zähnen sowie an der Erregungsleitung von Muskeln und Nerven. Außerdem Bestandteil von Enzymen.

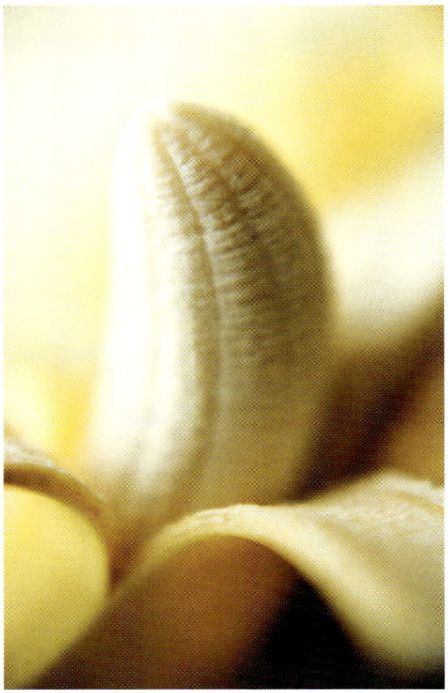

Bananen sind ein optimales Nahrungsmittel – schon wegen des darin enthaltenen Magnesiums.

Empfohlene Tageszufuhr: 0,3 bis 0,35 g.
Mangelerscheinungen: Stoffwechselstörungen, Muskelkrämpfe, Herzrasen.
Nahrungsquellen: Milch, Käse, Fisch, Haferflocken, Bananen.

Tipp: Wir brauchen mehr Magnesium bei Dauerstress oder starkem Schwitzen (z. B. durch Sport). Es entspannt Muskulatur und Gefäße, etwa im Herzen. Verkrampfungen lösen sich, der Herzrhythmus wird ruhiger. Daher wird Magnesium auch bei manchen Herzleiden verschrieben. Leistungssportler, wie z. B. Marathonläufer, kennen das Phänomen von Herzstolpern, sobald sie zur Ruhe kommen – ebenfalls ein Zeichen von Magnesiummangel. Sobald dieses Defizit ausgeglichen ist, schlägt das Herz wieder normal. Magnesium wirkt auch beruhigend in Prüfungssituationen: Es drosselt die Produktion körpereigener Stresshormone.

Calcium

Funktion: Baustoff für Knochen und Zähne, unentbehrlich für die Blutgerinnung, beeinflusst Nerven- und Muskelfunktion, aktiviert verschiedene Enzyme. Kann allergische Reaktionen vermindern.
Empfohlene Tageszufuhr: 10 g.
Mangelerscheinungen: Entkalkung von Zähnen und Knochen *(Osteoporose)*, Übererregbarkeit von Nerven und Muskeln.
Nahrungsquellen: Milch und Milchprodukte, Käse, Obst, Gemüse, Vollkornbrot, Haferflocken, Fisch, Hülsenfrüchte, Nüsse, Trinkwasser mit seinem Kalkanteil durch darin gelöste Calciumionen (je härter das

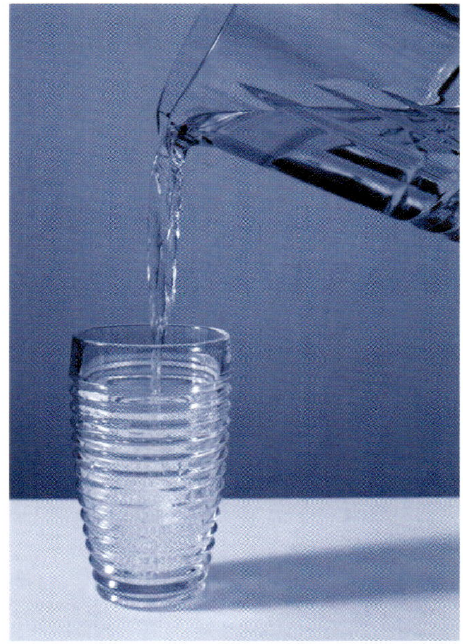

Hartes Trinkwasser liefert nebenbei auch Calcium.

Wasser, umso mehr Calcium ist darin enthalten).

Tipp: Gerade für Frauen ist eine ausreichende Zufuhr von Calcium notwendig. So kann der häufig im Alter auftretenden Osteoporose am besten vorgebeugt werden. Ebenso sorgt ausreichende Bewegung für lebenslang stabile Knochen.

Phosphor

Funktion: Bestandteil von Knochen und Zähnen, wichtig für den Aufbau von Enzymen, die Energieübertragung im Zellstoffwechsel und für die Muskel- und

Gehirntätigkeit. Lecithinmoleküle, die Bausteine aller Zellmembranen, besitzen Phosphoratome an zentraler Stelle, daher werden sie „Phospholipide" genannt. Der Körper kann sie mit Phosphor teilweise selbst synthetisieren.
Empfohlene Tageszufuhr: 0,7 g.
Nahrungsquellen: Milch, Milchprodukte, Fleisch, Fisch, außerdem in allen proteinhaltigen Lebensmitteln.

Tipp: Viele nehmen etwa doppelt so viel Phosphor auf wie notwendig. Phosphorverbindungen werden häufig Schmelzkäse, Colagetränken oder Wurstwaren von der Ernährungsindustrie zugesetzt. Wer zu viel Phosphor zu sich nimmt, verschlechtert dadurch die Calcium-Resorption im Körper. Günstig ist es, wenn das Verhältnis Calcium/Phosphor bei mindestens 1 : 1 liegt.

Die Spurenelemente

Eisen

Funktion: Baustein des roten Blutfarbstoffs.
Empfohlene Tageszufuhr: 10 bis 15 mg.
Mangelerscheinung: Blutarmut *(Anämie)*, Muskelschwäche, Müdigkeit.
Überdosierung: Eine zu hohe Eisenzufuhr ist allerdings nach neueren wissenschaftlichen Erkenntnissen ebenfalls nicht empfehlenswert. Der Dickdarm kann darunter leiden. Die Legende vom hohen Eisengehalt des Spinats, unter der Generationen von Kindern leiden mussten, ist längst widerlegt. 100 g enthalten lediglich 4,1 mg. Wenn Popeye das gewusst hätte …

Nahrungsquellen: Fleisch und Wurst, Hülsenfrüchte, Hafer, Hirse, Spinat, Mangold und Fenchel.

Tipp: Pflanzliches Eisen ist häufig an *Phytinsäure* gebunden und kann daher schlechter vom Körper aufgenommen werden als Eisen tierischer Herkunft, beispielsweise aus Fleisch. Vitamin C, etwa ein Glas Orangensaft zum Essen, verbessert die Resorption. Gerade Vegetarier müssen auf eine ausreichende Eisenzufuhr achten.

Jod

Funktion: Unentbehrlich für den Aufbau der Schilddrüsenhormone.
Empfohlene Tageszufuhr: 150 bis 200 µg.
Mangelerscheinungen: Vergrößerung der Schilddrüse, Kropfbildung.
Nahrungsquellen: Seefisch, jodiertes Speisesalz oder mit Jod angereicherte Lebensmittel (z. B. Brot, Wurstwaren).

Tipp: Große Teile der Bundesrepublik sind Jodmangelgebiet, vor allem Gegenden, die nicht an der Küste liegen. Im Schnitt nehmen Deutsche nur 70 µg

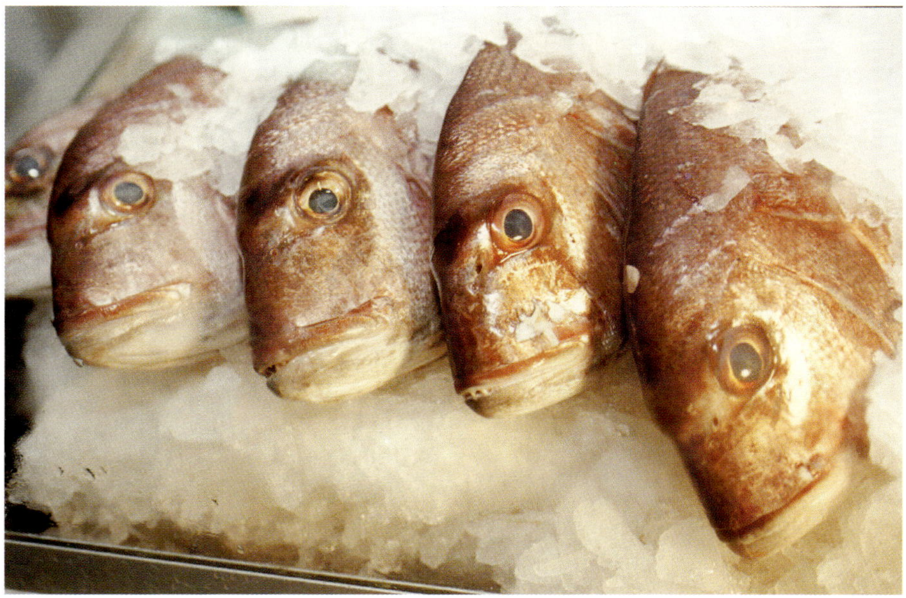

Zwei Mahlzeiten mit Seefisch in der Woche können einem Jodmangel vorbeugen.

auf – das ist viel zu wenig, um gesund zu bleiben. Die Bildung eines Kropfes und andere Schilddrüsenerkrankungen sind die Folge. Jodiertes Speisesalz, häufiger Verzehr von Seefisch sowie spezielle Produkte beim Metzger oder Bäcker, die mit Jodsalz zubereitet wurden, können dem entgegenwirken. Auch Schwangere haben einen erhöhten Bedarf an Jod. Durch regelmäßige Kontrolle des Halsumfangs zeigt sich, ob sich ein Kropf bildet. Schöpfen Sie diesbezüglich Verdacht, sollten Sie unbedingt den Arzt zu Rate ziehen.

Fluor

Funktion: Vermindert die Löslichkeit des Zahnschmelzes. Hemmt die Bildung von Karies am Zahn durch Verminderung bakterieller Enzymtätigkeit im Zahnbelag. Fluor wirkt zwar als Kariesprophylaxe, Karies entsteht jedoch nicht durch einen Mangel an Fluor, sondern ist das Ergebnis falscher Ernährung und Zahnpflege.
Empfohlene Tageszufuhr: 1 bis 2 mg.

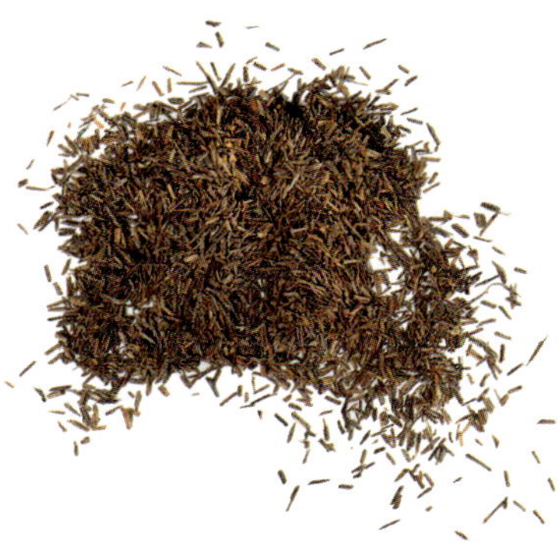

Rooibos-Tee ist auch unter dem Namen Rotbuschtee bekannt.

Mangelerscheinungen: Demineralisierung von Knochen und Zähnen.
Überdosierung: Zu viel Fluor – 3 bis 4 mg am Tag – wirkt toxisch! Die Folgen sind Erkrankungen des Skeletts und der Zähne, Flecken und Verfärbungen des Gebisses. Auch bei der Fluor-Prophylaxe, die für Babys und Kleinkinder von Kinderärzten empfohlen wird, sollte man sich genau an die empfohlene Dosierung halten.
Nahrungsquellen: Meerestiere, schwarzer Tee, Rooibos-Tee.

Silicium

Funktion: Erhöht die Stabilität des Bindegewebes und ist für die Entwicklung der Knochen mitverantwortlich.
Empfohlene Tageszufuhr: nicht bekannt.
Mangelerscheinungen: keine.
Nahrungsquellen: Produkte aus Vollkorn wie Brot oder Reis.

Kupfer

Funktion: Bestandteil zahlreicher Enzyme im Organismus und für die Bildung der Neurotransmitter Noradrenalin und Dopamin mitverantwortlich.
Empfohlene Tageszufuhr: 1,5 bis 3 mg.
Mangelerscheinungen: Treten äußerst selten auf und zeigen dann die Anzeichen einer speziellen Form der Anämie. Einer amerikanischen Studie zufolge erzeugt ein Mangel Müdigkeit. Die Ursache liegt vermutlich an einer verminderten Noradrenalin- und Dopamin-Synthese.
Überdosierung: Vor allen Dingen bei Säuglingen hat es in der Vergangenheit Kupfervergiftungen gegeben. Da sich stehendes Wasser in Kupferleitungen mit Kupferionen anreichert, sollte man bei alten Wasserleitungen vor der Zubereitung von Säuglingskost eine größere Menge Leitungswasser ablaufen lassen. Kinderärzte empfehlen hier ohnehin die Verwendung von stillen Mineralwässern.
Nahrungsquellen: Fisch, Austern, Nüsse, Kleie, Vollkornprodukte, Buchweizen.

Zink

Funktion: Bestandteil zahlreicher Enzyme im Organismus. Neben Eisen das im Körper am häufigsten vorkommende Spurenelement (vor allem in Erythrozyten, Augen, Haut, Haaren, Prostata, Leber).
Empfohlene Tageszufuhr: 7 bis 10 mg.
Mangelerscheinungen: Ein Mangel an Zink wurde erstmals im Iran beobachtet, wo bis zu 80 % der Nahrung aus ungesäuertem Fladenbrot bestanden. Das Zink ist in diesem an Phytinsäure gebunden und konnte deshalb schlecht resorbiert werden.
Zu Mangelzuständen kommt es vor allem bei erhöhtem Alkoholkonsum, Entzündungen sowie operativen Eingriffen. Er führt zu Beeinträchtigungen des Nucleinsäure-, Protein-, Fett- und Kohlenhydratstoffwechsels. Ein Defizit kann sich auch in Wachstumsstörungen (hochgradiger Zwergwuchs), unterentwickelten Keimzellen, verschlechterter Wundheilung und in Geschmacks- und Geruchsbeeinträchtigungen zeigen.
Überdosierung: Ab einer Dosis, die rund 100fach über der empfohlenen Tagesdosis liegt, sind harmlose Nebenwirkungen möglich.

Nahrungsquellen: Milch- und Milchprodukte, Fleisch, Lebensmittel aus Vollkorn, Gemüse.

Mangan

Funktion: Bestandteil zahlreicher Enzyme.
Empfohlene Tageszufuhr: 2 bis 5 mg.
Mangelerscheinungen: Beim Menschen wurden bislang keine Mangelerscheinungen festgestellt. Im Tierversuch traten Störungen der Fruchtbarkeit und des Skelettwachstums auf.
Nahrungsquellen: Nüsse, Vollkornprodukte, Tee, grünes Gemüse.

Zinn

Funktion: Vermutlich ist es an noch unbekannten chemischen Reaktionen im Körper beteiligt.
Empfohlene Tageszufuhr: Keine, da über den Zinnstoffwechsel noch sehr wenig bekannt ist.
Überdosierung: Wachstumsstillstand, Anämie, was bei normaler Ernährung allerdings auszuschließen ist.
Nahrungsquellen: In vielen pflanzlichen und tierischen Nahrungsmitteln enthalten, sodass Ernährungswissenschaftler davon ausgehen: Der Bedarf ist gedeckt.

Tipp: Beim Kauf von Weißblechdosen darauf achten, dass diese nicht eingedrückt sind. Beim Öffnen sollte der Inhalt unverzüglich daraus entfernt werden, auch bei Dosen mit Innenbeschichtung. Sonst besteht die Gefahr, dass Zinn aus dem Dosenblech in die Nahrung gelangt.

Selen

Funktion: Wichtige Rolle bei der Entgiftung des Körpers und Bestandteil von rund 20 Enzymen. Die selenhaltige *Glutathionperoxidase* sorgt unter anderem für die „Entschärfung" von freien Radikalen im Organismus und schützt deshalb vor Krebs. Selen wirkt dem toxischen Potenzial von Cadmium, Quecksilber und Thallium entgegen. Auch ist es an der Aktivierung von Schilddrüsenhormonen beteiligt.
Empfohlene Tageszufuhr: 30 bis 70 µg.
Mangelerscheinungen: Arteriosklerose, Immunschwäche bis hin zu Krebs. Mit einer vollwertigen Ernährung wird der Bedarf in der Regel gedeckt. Dennoch kann z. B. bei erhöhter Infektanfälligkeit oder in der Rekonvaleszenz eine zusätzliche Gabe von Selen sinnvoll sein (z. B. in Form von **Antiradix** der hobbythek).

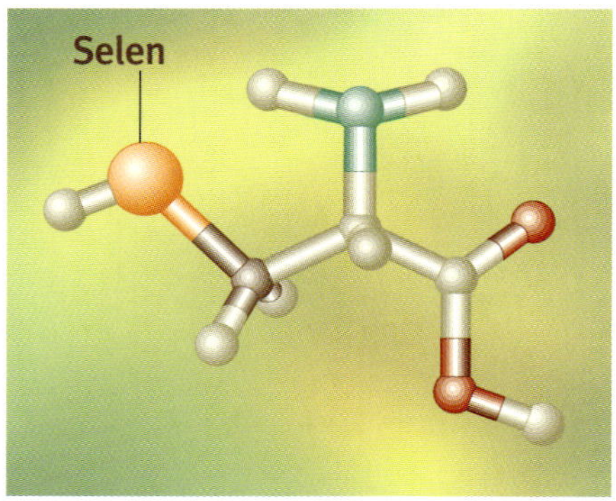

Das Enzym Glutathionperoxidase ist eines der rund 20 Proteine im Körper, die Selen enthalten. Es schützt vor freien Radikalen.

Überdosierung: Durchfall, knoblauchartiger Atemgeruch, Haarausfall, brüchige Nägel, Störungen des Nervensystems. In hohen Dosen toxisch.
Nahrungsquellen: Hülsenfrüchte, Muskelfleisch, Getreide, Nüsse, Spargel.

Nickel

Funktion: An der Blutbildung beteiligt; in Spuren in der DNS, unserer Erbsubstanz, vermutlich als stabilisierender Faktor.
Empfohlene Tageszufuhr: Es wurden noch keine Empfehlungen erstellt, da davon ausgegangen wird, dass der Bedarf mehr als gedeckt ist.
Mangelerscheinungen: Schlechtere Eisenverwertung, Beeinträchtigung zahlreicher Reaktionen des Eiweiß- und Energiestoffwechsels.
Überdosierung: Nicht bekannt; verbreitet ist jedoch eine Kontaktallergie.
Nahrungsquellen: Vollkornprodukte, Gemüse.

Chrom

Funktion: Chrom spielt eine wichtige Rolle im Zuckerstoffwechsel. Es ist Bestandteil des so genannten Glucose-Toleranz-Faktors, d. h., es verbessert die Verwertung von Kohlenhydraten. Es kommt in Knochen, Fett und Muskeln vor und lagert sich in inneren Organen, etwa der Leber, ein. Auch im Zellkern, wo die Erbsubstanz abgelesen und dupliziert wird, ist dieses essenzielle Spurenelement vorhanden. Vermutlich trägt Chrom außerdem zur Funktionstüchtigkeit von Hornhaut und Augenlinse bei.
Empfohlene Tageszufuhr: 30 bis 100 µg.

Mangelerscheinungen: Verminderte Glucose-Toleranz bis hin zu Diabetes (s. S. 30). Kann koronare Herzerkrankungen und Erhöhung des Fettsäurespiegels im Blut verursachen. Ältere Menschen haben einen höheren Bedarf, weil sich deren Depots abbauen. Ebenso führen Schwangerschaft, Fehlernährung und extreme Stresssituationen zu einem erhöhten Chrombedarf.
Überdosierung: Kann zu Allergien führen. Bei extremer Überdosierung wird sogar eine Beteiligung an der Entstehung von Krebs diskutiert.
Nahrungsquellen: Bierhefe, Weizenkeime, Honig, Nüsse und Pfeffer.

Tipp: Ebenso wie Nickel kann Chrom Kontaktallergien auslösen. Es ist in etlichen Alltagsartikeln enthalten, beispielsweise in nichtrostendem Stahl, in Farben oder in Leder. Dieses wird häufig mit chromhaltigen Chemikalien gegerbt.

Kobalt

Funktion: Bestandteil des Vitamin B_{12}, das ein wichtiger Kofaktor für zahlreiche enzymatische Reaktionen im Körper ist.
Empfohlene Tageszufuhr: Keine.
Mangelerscheinungen: Lediglich mit einem B_{12}-Mangel verbunden, weil es nicht isoliert im Organismus vorkommt.
Überdosierung: Appetitlosigkeit, Gewichtsverlust, Kropfbildung.
Nahrungsquellen: Fleisch, Milch, Quark (wie Vitamin B_{12}).

Algen – Mineralstofflieferanten aus dem Ozean
Die milden Aramealgen sind in jedem Bio-Laden erhältlich. Sie versorgen den Organismus mit Jod, Calcium, Kalium, Eisen, Magnesium, Vitamin A und C, Eiweiß und Ballaststoffen.

Aramepfanne
(Für 4 Personen)

5 g Arame (getrocknet)
2 mittelgroße Zwiebeln
1 rote Paprika
1/2 Orange
1 EL Olivenöl
2 EL süße Sahne
3 EL saure Sahne
3 EL Orangensaft
1/2 Banane

Die getrockneten Algen zehn Minuten in kaltem Wasser einweichen und aufquellen lassen, gut abspülen. Zusammen mit in Würfel geschnittenen Zwiebeln und den anderen Zutaten in der Pfanne garen. Die Banane erst zum Schluss zugeben, damit sie nicht zerfällt.
Beilage: Vollkornreis oder Bulgur (ein vorgegarter Weizen, der nur fünf Minuten kochen muss).

Forschung in Sachen Gesundheit

„Eure Nahrungsmittel sollen eure Heilmittel und eure Heilmittel sollen eure Nahrungsmittel sein."
(Hippokrates)

Unsere Gesundheit ist ein kostbares Gut. Das wird uns meist erst dann richtig bewusst, wenn wir krank sind. Aber gerade durch unsere Nahrung können wir Erkrankungen vorbeugen, denn eine ausreichende Versorgung mit Vitaminen und Mineralstoffen fördert unsere Gesundheit, sodass wir uns dauerhaft wohl und leistungsfähig fühlen. Wissenschaftler entdecken immer mehr segensreiche Wirkungen von natürlichen Inhaltsstoffen, gerade auch bei Obst und Gemüse, etwa sekundäre Pflanzenstoffe. Aber wir werden in diesem Kapitel ebenso auf jene Stoffe eingehen, die in unserem Körper ausgesprochen unerwünscht sind und die immer wieder in die Schlagzeilen geraten, z. B. BSE-Erreger in Rindfleisch. Dennoch halten wir einen Grund zur Panik für unangebracht: Ausreichende Informationen helfen, die richtige Einkaufsentscheidung zu treffen und sich so die Leibspeise nicht vergällen zu lassen.

Inhaltsstoffe, die unsere Gesundheit fördern

Sekundäre Pflanzenstoffe (SPS) – natürliche Krebsvorsorge

Die Qualität eines Lebensmittels ergibt sich nicht allein durch den Gehalt an Kohlenhydraten, Eiweißen, Fetten, Vitaminen und Mineralstoffen. Mittelpunkt intensiver ernährungswissenschaftlicher Forschungen war in den vergangenen Jahren eine große Gruppe sehr vielfältiger Substanzen: die sekundären Pflanzenstoffe (SPS), auch **bioaktive Substanzen** genannt. Sie kommen in Obst und Gemüse vor, wie beispielsweise *Carotinoide* in Möhren, und können in unserem Organismus ausgesprochen schützende Wirkungen entfalten. Auch in den Pflanzen selbst haben sie protektive Aufgaben. Als Farb- und Geruchsstoffe halten sie z. B. Schädlinge und Insekten fern. Neben gesundheitlichen Effekten tragen SPS wesentlich zur sensorischen Qualität eines Lebensmittels bei – Geschmack und Geruch werden stark von SPS mitbestimmt. Beispielsweise sind bei dem speziellen Aroma von Meerrettich oder Kohl SPS im Spiel.

Seit einiger Zeit gelten SPS auch als wichtige Faktoren bei der Krebsprävention. Unbestritten gilt heute unter Ernährungsfachleuten und Ärzten: Bei etwa einem Drittel der Krebspatienten gibt es einen Zusammenhang zwischen der Ernährungsweise und der Erkrankung. Als so genannter Promotor für Krebs betrachten Ärzte ganz allgemein eine fettreiche, ballaststoffarme Ernährung und Alkohol. Die SPS kommen in einer solchen Kost kaum vor. Zudem gibt es eindeutig Krebs auslösende Substanzen wie *Benzpyrene* im Rauch oder *Aflatoxine* in verschimmelten Lebensmitteln.

Davon heben sich die vor Krebs schützenden Stoffe ab, die auch Antipromotoren genannt werden. Hierzu zählen Gemüse, Obst, Vollkornprodukte und fettarme Produkte – alle reich an SPS. Wer sich gesund ernährt, nimmt täglich etwa 1,5 g SPS auf. Es wird vermutet, dass sich diese wiederum aus 5000 bis 10 000 verschiedenen Stoffen zusammensetzen.

Die Erforschung der sekundären Pflan-

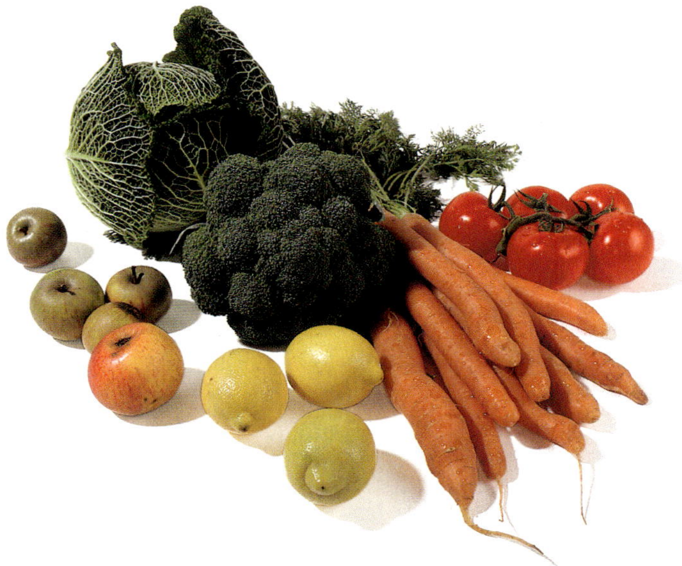

Als einfache Faustregel für gesunde Ernährung gilt: Tag für Tag auf farbliche Vielfalt setzen.

zenstoffe befindet sich – trotz etlicher interessanter Erkenntnisse – noch in den Anfängen. Vor Dickdarmkrebs etwa schützen am besten die SPS aus Tomaten und Hülsenfrüchten, aber auch Gemüse und Salat scheinen hier wirksam zu sein.
Unter den SPS in Tomaten findet sich das *Lykopin*, das so genannte Tomaten-Carotin, ein echtes „Superantioxidans". Als natürlicher Lebensmittelfarbstoff war es schon lange bekannt, bis die Wissenschaft die exzellente Wirkung als freier Radikalfänger entdeckte. Lykopin ist ein Carotinoid, das allerdings nicht wie Beta-Carotin in Vitamin A umgewandelt wird. Im Vergleich zu Beta-Carotin besitzt es dadurch eine acht- bis zehnfach stärkere antioxidative Zellschutzwirkung. Es soll dadurch sogar das Risiko für Prostata-, Lungen- sowie Magenkrebs senken.
Doch der regelmäßige Verzehr von SPS beugt nicht nur gegen Krebs vor, sondern bringt noch weitere gesundheitliche Vorteile. Eine aktuelle Studie aus den USA legt z. B. nahe, dass der tägliche Genuss von zwei Gläsern Traubensaft die Blutgerinnung verringert und damit der Gefahr einer lebensbedrohlichen Gefäßverstopfung vorbeugt.
Allein von der Gruppe der Flavonoide, die zu den polyphenolischen Verbindungen zählen, gibt es rund 4000 Varianten. Von den insgesamt etwa 10 000 SPS werden

Einteilung der sekundären Pflanzenstoffe (SPS)
- Carotinoide
- Saponine
- Glucosinolate
- Polyphenole
- Proteaseinhibitoren
- Terpene
- Phytosterine
- Phytoöstrogene
- Sulfide

derzeit gerade mal 100 untersucht. Weitere werden nach und nach folgen – keine leichte Aufgabe für die Wissenschaft. Der Begriff sekundäre Pflanzenstoffe legt zwar nahe, dass es sich um eher zweitrangige Stoffe handelt – aber das Gegenteil ist der Fall: Einige Fachleute bezeichnen sie auch als „Schutzstoffe". Im englischsprachigen Raum werden SPS häufig auch *phytochemicals* (Pflanzenchemikalien) genannt.
Vermutlich hängt die hohe Wirksamkeit der SPS auch von ihrem natürlichen Zusammenspiel mit weiteren Nährstoffen ab. Eine isolierte Einnahme von SPS bringt daher nach Ansicht von Fachleuten nicht viel. Ernährungsprofis empfehlen stattdessen, Obst- und Gemüsemahlzeiten möglichst vielseitig anzurichten.
Leicht kann man sich hierbei an der farblichen Skala orientieren: Gelbe Aprikosen zum Frühstück, ein roter Apfel zwischendurch, grüner Spinat zum Mittagessen, blaue Trauben als Zwischenmahlzeit und einen gemischten Salat mit orangefarbigen Möhren am Abend – wer sich kunterbunt ernährt, hat auf einfache Weise eine Menge für die Gesundheit getan.

Phytoöstrogene – sanfter Hormonersatz

Nachdem die traditionelle Östrogentherapie für Frauen in den Wechseljahren in Verruf geraten ist, setzen auch Gynäkologen immer häufiger auf SPS, nämlich auf Phytohormone als sanfte Ersatztherapie. Die zu den Phytohormonen zählenden *Isoflavone* und die *Lignane* entwickeln im Organismus die positiven Effekte des Östrogens, nicht aber dessen Nachteile. Wer täglich diese Stoffe in seinen Speiseplan einbaut, kann damit Wechseljahrbeschwerden lindern. Dieses Ergebnis brachte auch eine Studie von Professor Volker Briese an der Universtitäts-Frauenklinik in Rostock. Isoflavone stecken beispielsweise in Sojabohnen und deren Produkten (Sojamilch, Tofu, Miso und Tempeh). Lignane kommen unter anderem in Leinsamen, Sonnenblumenkernen, Broccoli oder Knoblauch vor. Empfohlen wird, täglich etwa 60 bis 100 mg Phytohormone aufzunehmen. Diese Menge entspricht etwa 330 g Tofu oder 20 g Leinsamen. Bei Männern senken Phytohormone vermutlich das Risiko, an Prostatakrebs zu erkranken. Zudem schützen sie vor Herz-Kreislauf-Erkrankungen und Osteoporose. Den Cholesterinspiegel sollen sie ebenfalls senken. Bei Menschen in Japan, die sich vorzugsweise von Soja-Produkten ernähren, treten diese Krankheiten wesentlich seltener auf. Denn Tofugerichte, Sojasprossen und Sojasoße liefern wertvolle Phytohormone. Probieren Sie doch einmal unsere leckere asiatische Gemüsepfanne:

Asiatische Gemüsepfanne mit Tofu

(Für 4 Personen)

150 g	Broccoli
1	mittelgroße Möhre
1	rote Paprika
150 g	Shiitake-Pilze oder andere Pilze
	Pflanzenöl
100 g	Tofu
1	fingergroßes Stück Ingwer
2	Knoblauchzehen
	Sojasoße
	Salz, Pfeffer

Klein geschnittenes Gemüse in einem Wok oder einer Pfanne mit dem Öl anbraten. Nach knapp zehn Minuten den gewürfelten Tofu, Ingwer und Knoblauch hinzufügen. Mit etwas Sojasauce abschmecken, salzen und pfeffern. Dazu passen Nudeln oder Reis.

	Carotinoide	Saponine	Glucosinolate	Polyphenole	Terpene	Phytosterine	Phytoöstrogene	Sulfide
Vorkommen	Gemüse, Obst	Hülsenfrüchte	Kohl, Meerrettich, Senf	Gemüse, Obst, grüner Tee, Rotwein	Aromastoffe aus Pfefferminze und Zitrusöl	Fettreiche Pflanzensamen wie Sonnenblumenkerne, Sesamsaat	Getreide, Leinsamen, Hülsenfrüchte	Knoblauch, Lauchzwiebeln
Wirkung	Krebsschutz, Antioxidans, Immunstimulanz	Krebsschutz, Antioxidans, Immunstimulanz	Krebsschutz, antimikrobiell, cholesterinsenkend	Krebsschutz, Antioxidans, entzündungshemmend, Immunstimulanz	Krebsschutz	Krebsschutz, cholesterinsenkend	Krebsschutz, Antioxidans, Immunstimulanz, cholesterinsenkend	Krebsschutz, Antioxidans, Immunstimulanz, cholesterinsenkend

Die Sekundären Pflanzenstoffe und ihre Schutzwirkung

Die beste Krebsschutzkost

- Fünf Portionen Obst und Gemüse am Tag (am besten in farblicher Vielfalt)
- Weniger Fleisch und tierische Fette essen
- Mehr pflanzliche Öle nutzen
- Geräucherte und gepökelte Lebensmittel meiden
- Mäßiger Alkoholkonsum

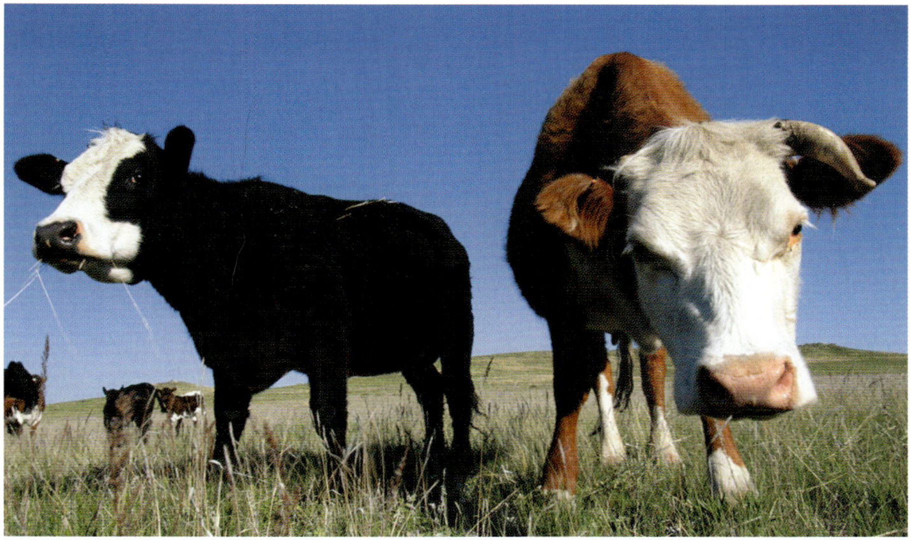

Seit dem Lebensmittelskandal mit BSE verzichten viele Menschen darauf, Rindfleisch zu essen.

Rinderwahnsinn und andere undelikate Schlagzeilen

BSE – Kranke Rinder verunsichern Verbraucher

Eine vierjährige Kuh in Schleswig-Holstein war es, die im Jahr 2000 bei hiesigen Verbrauchern und Behörden helle Aufregung auslöste. Ein Schnelltest ergab: BSE-Erreger – und damit der erste BSE-Fall in Deutschland.
Bei der BSE (*Bovine Spongiforme Enzephalopathie* = schwammartige Hirnerkrankung des Rindes) handelt es sich um eine Krankheit bei Rindern mit Veränderungen des Gehirns.
Nach gängiger Auffassung wird Rinderwahnsinn durch die Verfütterung von kontaminiertem Tiermehl übertragen. Auch eine so genannte vertikale Übertragung – vom Muttertier aufs Kälbchen – gilt inzwischen als wahrscheinlich. In Großbritannien war BSE Anfang der 80-er Jahre, nach einer Änderung in der Herstellung von Tiermehl, entdeckt worden. Niedrigere Temperaturen bei der Produktion von Tiermehl, gestützt durch damals geltendes EU-Recht, hatten BSE-Erreger überleben lassen, die sonst inaktiviert worden wären. Bei dem ersten deutschen Fall stand Milchaustauschfutter unter Verdacht, BSE-Auslöser gewesen zu sein.
Am 20. März 1996 erklärten die britischen Behörden, dass eine Verbindung zwischen BSE und einer neueren Variante der für den Menschen tödlichen Creutzfeldt-Jakob-Krankheit nicht auszuschließen sei. Diese trete aber nur überaus selten auf.
Etlichen bundesdeutschen Verbrauchern reichte diese Nachricht jedoch, um Rindfleisch zu boykottieren – dessen Absatz sank daraufhin rapide. Inzwischen hat sich die Lage etwas entspannt, denn die Verbraucherschutzverbände setzen auf größere Transparenz für den Kunden. Dieser möge bewusster einkaufen, Zutatenverzeichnisse lesen und sich nicht scheuen, beim Metzger oder im Supermarkt nach der genauen Herkunft des Fleisches zu fragen. Die meisten Betriebe haben ohnehin seit dem Skandal Hinweistafeln darüber aufgehängt.
Als Risikomaterial zählen insbesondere Gehirn, Rückenmark, aber auch die Mandeln und der Schädel mit Augen von Rindern, Schafen und Ziegen, älter als zwölf Monate, sowie seit dem 1. 1. 2001 der gesamte Darm von Rindern aller Altersklassen. All dies muss seit dem 1. 10. 2000 beim Schlachten entfernt werden.

Mit Muskelfleisch und Milch von BSE-erkrankten Rindern konnte – zumindest im Tierversuch – eine Infektion nicht ausgelöst werden, nicht einmal bei Kälbern. Aber allein die Vorstellung solcher Erreger im Fleisch wirkt oft schon unappetitlich. Die neue EU-Verordnung aus dem Jahr 2001 (Nr. 999) schreibt einen BSE-Schnelltest in folgenden Fällen vor: für alle über 24 Monate alten not- und krank geschlachteten Rinder, für alle über 30 Monate alten, für den menschlichen Verzehr bestimmten Rinder und für über 24 Monate alte verendete Rinder (nach einem bestimmten Stichprobenschlüssel). Deutschland geht noch etwas weiter und untersucht alle über zwei Jahre alten, für den Verzehr bestimmten und geschlachteten sowie verendeten Rinder. Allerdings geben die verwendeten BSE-Schnelltests nur dann einen sicheren Hinweis auf BSE, wenn das Infektionsgeschehen weit genug fortgeschritten ist und bereits genügend Erreger vorhanden sind. Bei Blut, Fleisch oder Milch können die Tests nicht angewendet werden.
Empfindlichere Testverfahren, die effektiv Aufschluss darüber geben, ob tatsächlich vom Muskelfleisch eines Rindes BSE-Gefahr ausgeht, werden zurzeit entwickelt.
Wer auf Fleisch nicht verzichten mag, sollte auf solches von kontrollierten Ökobetrieben zurückgreifen. Eine 100%ige Sicherheit ist allerdings auch hier nicht gegeben.

Nitrofen im Getreide – Skandal in der Öko-Branche

Von Mecklenburg-Vorpommern aus entwickelte sich im Jahr 2002 eine Krise, die auch das Vertrauen in biologisch angebaute Nahrungsmittel erschütterte: 200 000fach über dem Grenzwert lag der Nitrofen-Wert einer Staubprobe in einem ehemaligen Pestizidlager in Malchin, in dem Öko-Futtermittel und Getreide zwischengelagert worden waren. Etliche Biobetriebe, die ihre Hühner und Puten mit Futtermitteln aus den belasteten Beständen ernährt hatten, wurden gesperrt, mehrere tausend Legehennen und Puten mussten getötet, Bioeier vom Markt genommen werden.
Nitrofen, ein Unkrautbekämpfungsmittel mit dem chemischen Namen *2,4-Dichlorphenyl-p-Nitrophenylether*, wurde bereits 1981 in der alten Bundesrepublik, 1988 in der EU und seit 1990 auch in den neuen Bundesländern verboten.
Es gilt als Krebs auslösend sowie erbgutverändernd; zudem soll es hormonähnliche Wirkungen im Körper entfalten. Diesen Nachweis brachten Tierversuche. Ein besonderes Risiko gehe dabei durch eine Schädigung des Ungeborenen für Schwangere aus. Ans Licht kam auch, dass viele Anbieter von Bioprodukten diese Informationen lange Zeit zurückgehalten hatten. Vor allem Geflügel und Eier sowie Produkte daraus, etwa Putenwurst, und sogar Babygläschen gerieten plötzlich in Verruf.
Für Milch konnte die Kieler Bundesanstalt für Milchforschung allerdings Entwarnung geben, da sich Nitrofen vor allem im Fettgewebe der Kuh anreichert.
Infos über den Nitrofen-Skandal finden Sie unter www.vzhh.de.

Acrylamid – nicht nur im Knäckebrot

Produkte mit Acrylamid
- Knäckebrot
- Kartoffelchips
- Pommes frites
- Kartoffelprodukte
- Müsli
- Puffreiswaffeln
- Knabberartikel
- Kräcker
- Salzgebäck
- Brotwaren
- feine Backwaren
- Kaffee
- Nüsse
- Nuss-Nougat-Creme

Bestimmte hochtemperierte Zubereitungsarten, z. B. Rösten oder Frittieren, lassen in stärkehaltigen Lebensmitteln Acrylamid entstehen. Auch Zigarettenrauch enthält diesen Stoff. Acrylamid steht im Verdacht, Krebs auslösend zu sein. Die Substanz wurde im Frühjahr 2002 von der schwedischen Behörde für Lebensmittelsicherheit in zahlreichen Lebensmitteln entdeckt, vor allem in Kartoffelchips und Pommes frites.
Zwar ist im British Journal of Cancer eine neuere epidemiologische Studie des schwedischen Karolinska Institutets veröffentlicht worden, die das Krebsrisiko widerlegt – dennoch wird Acrylamid von der Mehrheit der Forscher als „wahrscheinlich Krebs erregend" eingestuft.

Es handelt sich um eine farblose Substanz, die Bestandteil von Polyacrylamid ist, das als Flockungsmittel in der Trinkwasserbereitung, in Farben, Dichtstoffen, Fugenkitten, Bindemitteln in Papier und Pappe oder kosmetischen Produkten zum Einsatz kommt. Das Bundesinstitut für Risikobewertung sieht von diesen Artikeln allerdings keine Gefahr für den Menschen ausgehen.
Die genaue Temperatur, ab der Acrylamid in Lebensmitteln entsteht, ist schwer festzulegen, hebt Dr. Norbert Haase vom Institut für Getreide-, Kartoffel- und Stärketechnologie in Detmold hervor. Die Intensität der Bräunungsreaktion, die Fachleute als „Maillard-Reaktion" bezeichnen, sieht er jedoch als guten Gradmesser für das Gesundheitsrisiko an, nach dem Motto: je brauner, desto schädlicher. In bayerischen Lebkuchen wurde beispielsweise eine siebenmal höhere Konzentration als in Pommes frites gemessen.
Wissenschaftler und Mediziner konnten sich bislang nicht auf Grenzwerte einigen. Und etliche Unternehmen der Ernährungsindustrie verweigerten Auskunft über den Acrylamid-Gehalt ihrer Produkte. Nur die Hersteller von Pommes frites einigten sich hierzulande darauf, einheitliche und nicht zu hohe Temperaturen zu verwenden und auf den Verpackungen zu deklarieren, um das Risiko zu senken. Rechtliche Grundlagen, um hoch belastete Produkte vom Markt nehmen zu können, müssen noch geschaffen werden. Dennoch kann der Verbraucher einiges selber tun, um seine persönliche Belastung mit Acrylamid möglichst gering zu halten.

Keine Chance dem Acrylamid: Tipps für Verbraucher

- In der Küche sanften Garmethoden, z. B. Dünsten, den Vorzug geben.
- Nur ab und zu frittieren, grillen oder braten und selbst dabei Temperaturen über 175 °C meiden.
- Zu dunkle Bräunung, etwa bei Bratkartoffeln, vermeiden.
- Zum Braten von Kartoffeln besser Margarine mit ihrem höheren Wassergehalt verwenden, weil das die Acrylamid-Werte niedriger hält.
- Besonders belastete Lebensmittel, wie Kartoffelchips, Pommes frites oder Kräcker nur selten essen.

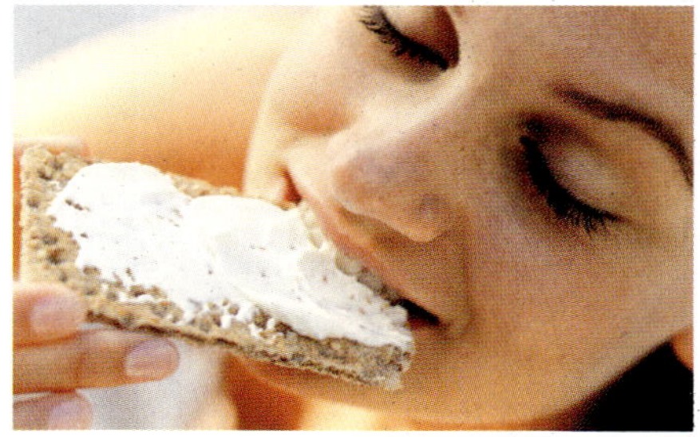

„Die Dosis macht das Gift" – das gilt auch für die Belastung des Organismus mit Acrylamid. Produkte, die einen hohen Gehalt aufweisen, wie z. B. Knäckebrot, sollten Sie daher nur ab und zu essen.

Möglichst meiden: Krebs erregende Stoffe

Nitrosamine

Die Nitrosamine stecken in gepökelten und erhitzten Fleischwaren. Sie zählen zu den vermutlich am stärksten *karzinogen* (Krebs erregend) wirkenden Substanzen. Zusätzlich werden sie im Magen aus Nitrat oder Nitrit und den Aminen der Eiweißstoffe gebildet. Gefährlich ist deshalb auch die Nitrat-Verseuchung des Trinkwassers durch intensive Landwirtschaft. Außerdem können in Gewächshausgemüse und Salat rund 3 g Nitrat pro Kilogramm Gemüse enthalten sein. Zum Glück haben heutzutage beim Konservieren unserer Nahrung das Kühlen und Gefrieren das Pökeln und Räuchern früherer Zeiten vielfach ersetzt. Wer viel Gewächshaussalat zu sich nimmt, sollte allerdings unbedingt zusätzlich für eine ausreichende Versorgung mit Vitamin C aus Obst oder zuckerfreien Säften sorgen, weil Vitamin C die Bildung von Nitrosamin im Körper verhindert. Gleiches gilt für passionierte Biertrinker, denn Bier ist eine weitere potenzielle Nitratquelle.

Aflatoxine

Aflatoxine sind von einem bestimmten Schimmelpilz *(Aspergillus flavus)* produzierte, hochkanzerogene Toxine. Feuchtwarme Lagerung von Getreide und Nüssen bieten die besten Wachstumsbedingungen hierzu. Verschimmeltes Brot sollten Sie unbedingt ganz wegwerfen, weil sich die Sporen des Schimmelpilzes auch unsichtbar durch vermeintlich unbefallene Stellen ziehen können. Vor allem in Afrika wird das häufige Auftreten von Leberkrebs mit dem Verzehr verschimmelter Erdnüsse in Verbindung gebracht.

Alkohol und Nikotin

Diese beiden „Genussgifte" gelten schon seit etlichen Jahren als Ursache für die Bildung von Tumoren im Mund-, Rachen- und Lungenbereich. Gerade ihre Kombination macht sie besonders gefährlich – das Risiko zu erkranken potenziert sich. Alkohol, als so genanntes *Co-Karzinogen*, löst im Mund die Krebs verursachenden Substanzen des Zigarettenrauchs und erleichtert damit ihr Eindringen in die Schleimhautzellen.

Prostaglandine

Eine wichtige Rolle bei der Entstehung von Karzinomen scheinen auch die Prostaglandine zu spielen. Hierbei handelt es sich um eine Gruppe biologisch aktiver ungesättigter Fettstoffe, die in zahlreichen Geweben des Körpers vorkommen. Sie werden aus Fetten, vor allem der Linolsäure, synthetisiert und haben einen hormonartigen Charakter. Sie wirken bei der Kontraktion der glatten Muskulatur mit, bei Entzündungsreaktionen sowie der Immunabwehr. Es gibt verschiedene Brustkrebsarten, die mit erhöhten Prostaglandin-Werten einhergehen, was vermutlich mit dem Immungeschehen zu tun hat. Die Synthese der Prostaglandine lässt sich diätetisch beeinflussen. Bestimmte Fischfette beispielsweise wirken hemmend, indem sie in die Umwandlung von Linolsäure zu Prostaglandinen eingreifen. Es ist daher günstig, diese regelmäßig zu verzehren, z. B. Makrele oder andere fette Fischsorten.

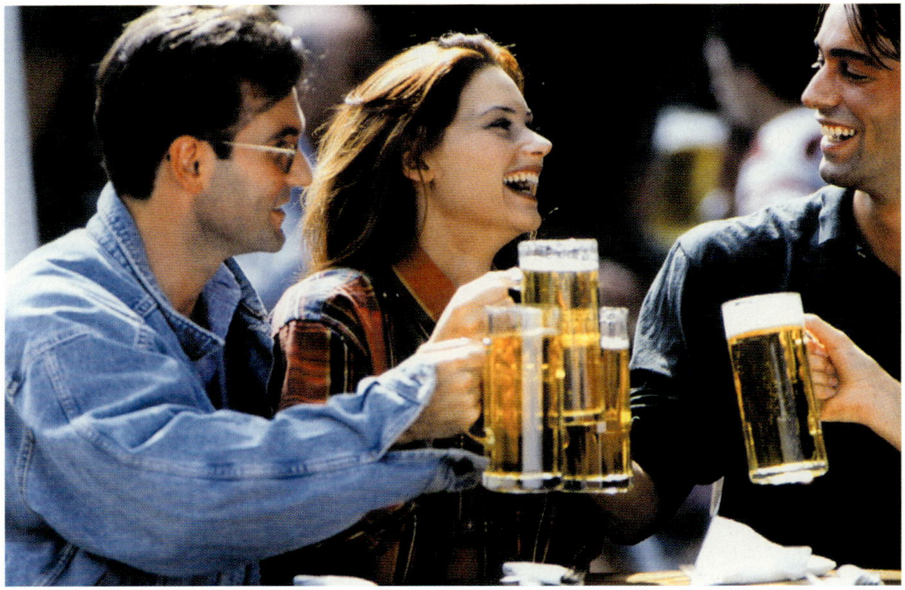

Alkohol und Nikotin: Jedes für sich schon schädlich genug, erhöhen sie in Kombination sogar das Risiko, an Krebs zu erkranken.

Das Immunsystem nähren

Wie intakt unser Immunsystem ist, wie effektiv es folglich unseren Organismus vor Krankheitserregern schützt, hängt außer von einer gewissen genetischen Disposition in entscheidendem Maß vom Lebensstil ab. Ständiger Stress, Rauchen, Alkohol, zu wenig Schlaf und Bewegung überfordern die Abwehr. Nach und nach macht das Immunsystem schlapp. Wir holen uns schneller einen Schnupfen oder andere Infektionen oder ärgern uns über häufig wiederkehrende Lippenbläschen *(Herpes simplex).*

Damit die Immunzellen ihren Aufgaben gerecht werden können, spielt nicht zuletzt die Ernährung eine große Rolle. Antikörper bestehen aus Eiweißen, die in hochwertiger Form im Essen enthalten sein müssen. Ebenso unentbehrlich für die Abwehr sind die Spurenelemente Zink (s. S. 57) und Selen (s. S. 58) sowie die Vitamine A (s. S. 52.) und C (s. S. 50f.). Auch Selen und Vitamin E (s. S. 53) gemeinsam können vor Entzündungen schützen.
Ausreichend Ballaststoffe bringen den Darm auf Trab und können zudem Gift-

stoffe binden (s. auch S. 44f.) – auch dies stärkt das Immunsystem.
Für eine gesunde Darmflora, wo ein beträchtlicher Teil unseres Immunsystems lokalisiert ist, sind probiotische Milchprodukte genau die richtige Kost. Sie enthalten Milchsäurebakterien, die für eine „starke" Darmflora sorgen (s. auch hobbythek-Buch: „Joghurt, Quark & Käse – Für ein starkes Immunsystem").

Zusätzliche Vitaminpräparate?

Eine vielseitige Ernährung bringt normalerweise eine ausreichende Versorgung mit sämtlichen Vitalstoffen mit sich.
Immer wieder gibt es aber Lebenssituationen, die einen besonderen Bedarf an Nährstoffen erforderlich machen, den wir allein durch das Essen nicht decken können. Das kann z. B. vor oder während einer Schwangerschaft sein, in Phasen von besonderen Anspannungen, etwa vor Prüfungen, oder während Krankheit und Rekonvaleszenz.
Kuranwendungen über einen gewissen Zeitraum, etwa im Frühjahr, helfen gegen die viel zitierte Frühjahrsmüdigkeit und füllen leere Nährstoffdepots. Vitamine in Tabletten-, Kapsel- oder Pulverform sind allerdings völlig ungeeignet, auf Dauer eine mangelhafte Ernährung und eine ungesunde Lebensweise zu kompensieren. Ergänzend kann eine Einnahme jedoch sinnvoll sein.
In Deutschland sind viele Menschen mit bestimmten Stoffen nur knapp oder sogar unterversorgt. Ernährungswissenschaftler sprechen in diesem Zusammenhang von „kritischen Nährstoffen". Dazu zählen Eisen, Calcium, B-Vitamine, Vitamin E, Jod, Zink und Magnesium. Wenn Sie den Verdacht haben, dass Sie unter einem solchen Mangel leiden, empfiehlt sich eine Vitamin-Analyse im Blut. Solche Versorgungslücken können dann gezielt mit einem entsprechenden Präparat wieder gefüllt werden. Gleichzeitig sollten aber unbedingt verstärkt Nahrungsmittel, die besonders reich an dem fehlenden Nährstoff sind, verzehrt werden, beispielsweise Vollwertgetreide bei einem Mangel an B-Vitaminen.

Auch die hobbythek hat spezielle Kombinationen an Nahrungsergänzungsmitteln für verschiedene Anforderungen entwickelt, wie etwa die **Antiradix-Kapseln** zur Unterstützung des Immunsystems.

Multivitaminpulver ht:
Dieses Präparat enthält die Vitamine B_1, B_2, B_6, Vitamin E, Folsäure, Pantothenat, Biotin und Vitamin C. Die Vitamine D und K sind nicht enthalten, weil sie unter das Arzneimittelgesetz fallen.

Multimineralpulver ht:
Wichtige Mineralstoffe wie Magnesium, Calcium und Kalium sind die Bestandteile dieses Produkts zur Nahrungsergänzung. 4 g decken dabei rund 20 % unseres Tagesbedarfs. Wenn Sie einen besonderen Bedarf haben, können Sie entsprechend mehr davon aufnehmen. Das gilt beispielsweise für Sportler, die durch Schwitzen viele Mineralien verlieren.

Abspecken à la hobbythek

Die moderne Ernährungswissenschaft setzt auf individuelles Verhaltenstraining anstelle von strikten Geboten. Denn gar nicht so selten sind es gerade die vielen kleinen Häppchen hier und da, das spontane Stückchen Kuchen vom Bäcker, die Reste der Kinder – weil ja „nichts umkommen soll" –, die die Speckröllchen wachsen lassen. Eine professionelle Ernährungsberatung hilft hier, Schwachstellen zu entlarven. Die eigenen geschmacklichen Vorlieben müssen dabei unbedingt in die Diät eingebaut werden, sofern es sich nicht um allzu extreme Wünsche – wie etwa Currywurst mit Pommes frites mit ihrem gigantischen Fettgehalt – handelt.

Aber wer z. B. gerne italienisch isst, braucht eben eine Diät, in der viel Pasta, Gemüse etc. vorkommen. Ernährungsexperten schwärmen ohnehin für die mediterrane Kost als Gesundheit und Schlankheit fördernde Art zu speisen, bei der auch der Lustfaktor voll und ganz erfüllt wird.

Weiter zählen Vielseitigkeit und Ausgewogenheit zu den Kennzeichen einer guten Diät. Die Nährstoffdichte, d. h. der Nährstoffgehalt pro Kalorie, muss bei Reduktionskost erhöht sein, weil der Bedarf des Organismus an Nährstoffen unvermindert bleibt. Für einen aktiven Stoffwechsel sind diese dringend erforderlich. Eine Diät, die das nicht gewährleistet, schadet uns. Mit viel Obst und Gemüse nimmt der Körper jedoch auch in Fastenzeiten genügend Nährstoffe auf.

Im Alltag sollte der Diätplan zudem praktikabel gestaltet werden. Gerichte, die ohne viel Zeitaufwand zuzubereiten sind, bilden die richtige Grundlage.

Wir empfehlen eine etwa einwöchige Vorbereitung auf eine Diät. In dieser Zeit kann jeder noch einmal genau überlegen, warum er überhaupt abnehmen möchte und inwieweit die alten Ernährungsgewohnheiten der Figur und der Gesundheit abträglich sind. Eine Woche bevor es losgeht, kann ein detailliertes Ernährungsprotokoll Aufschluss darüber geben, an welcher Stelle möglicherweise etwas eingespart werden kann, ohne dass es auf dem Speiseplan großartig fehlen würde. Besagtes Protokoll, das zeigt, was, wann und in welcher Menge gegessen wurde und die dazugehörige Fett- und Kalorienbilanz führt nicht selten zu Aha-Erlebnissen. Ein typischer Ausspruch vieler Übergewichtiger lautet: „Ich esse doch fast gar nichts", was sich bei genauerem Hinsehen meist als Illusion erweist.

Eine Woche vor dem Beginn der Diät sollten Sie mit unserem Diät-Drink mit **Apfelpekt Plus** (s. S. 74f.) starten, um das Verdauungssystem langsam auf die erhöhte Ballaststoffzufuhr während und nach der Diät einzustimmen. Montagmittag beginnen Sie mit drei Esslöffeln Apfelpekt Plus, dienstags gibt es dann morgens und abends je drei Esslöffel. Jeden weiteren Tag der Woche wird die Dosis um drei Esslöffel gesteigert. So werden Blähungen verhindert, und der Körper gewöhnt sich an die neue, faserreiche Kost.

Auch während einer Diät können Sie kleinen Gelüsten, etwa auf ein Stück Schokolade, ruhig einmal nachgeben.

Gute Vorbereitung ist alles

Wer den Entschluss gefasst hat, sein Körpergewicht zu reduzieren, tut gut daran, einen wirklich günstigen Zeitpunkt dafür ins Auge zu fassen. Nicht zuletzt entscheidet die innere Motivation darüber, ob die geplante Aktion von Erfolg gekrönt sein wird. Das gilt vor allem auch, wenn Sie mehr als 5 kg verlieren wollen. Zeiten mit extremem Stress sind für die meisten als Diätstart ebenso ungeeignet wie etwa die Ferienzeit im Süden, wenn man von schlemmenden Urlaubern umgeben ist. Hier hätte das ganze Unternehmen wahrscheinlich doch zu sehr einen sich „selbst kasteienden" Charakter.
Und genau dieser Gedanke – dass nämlich Abnehmen zwangsläufig mit Verzicht und Askese einhergeht – steckt immer noch in viel zu vielen Köpfen. Dabei heben Ernährungswissenschaftler seit geraumer Zeit den Lustfaktor jeglicher Nahrungsaufnahme, auch beim Abspecken, deutlich hervor. Ohne den läuft gar nichts. Essen mit seinen vielen Aromen und Geschmäckern ist und bleibt ein wichtiges sinnliches Ereignis und prägt dabei unsere Lebensqualität.
Wer immerzu alles isst, was ihm in die Quere kommt oder was angeboten wird – für den bleibt das bewusste Genießen schnell auf der Strecke.
Wer anfängt, das Richtige und mit Bedacht zu essen, merkt nicht selten zum ersten Mal diesen Unterschied.

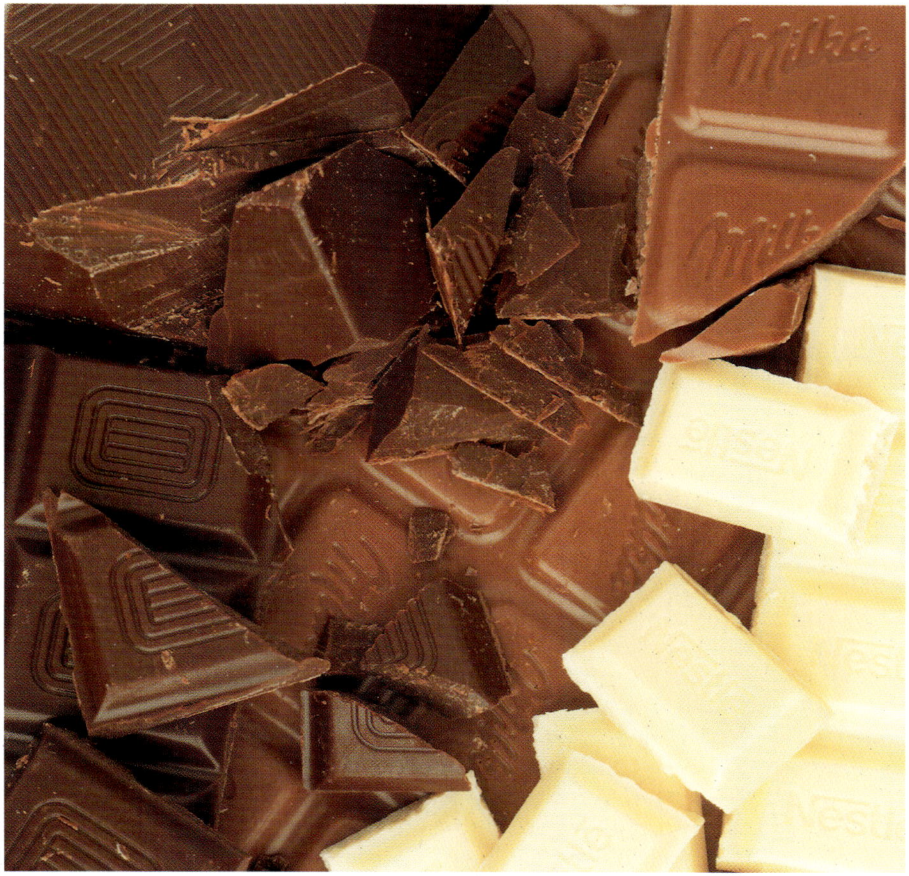

Sich selbst kategorisch bestimmte Leibspeisen zu verkneifen ruft schnell eine Art Trotzreaktion hervor: Nach Tagen des strengen Verzichts auf die heiß geliebte Marzipanschokolade verzehrt man am nächsten Abend gleich eine ganze Tafel. Besser wäre es, sich diesen Wunsch in kleinerer Menge, z. B. zwei Stückchen nach der Mahlzeit, zu erfüllen.

Die Energiebilanz muss stimmen

Übergewicht ist in den allermeisten Fällen ein Zeichen dafür, dass mehr Nahrungsenergie aufgenommen wurde, als der Körper verbrennen, also verstoffwechseln konnte. Der Überschuss sammelt sich an den unliebsamen Stellen in Form von Fettdepots an. Umgekehrt gilt

daher: Wer diese Pölsterchen oder Polster wieder loswerden möchte, muss mehr verbrennen, als sein Essen an Energie enthält. Um das Gewicht nach geglückter Diät zu halten, müssen Aufnahme und Verbrauch langfristig ausgeglichen sein. Denn rein physikalisch betrachtet, ist der menschliche Organismus ein offenes System. Er bedarf einer ständigen Energiezufuhr, um die physiologischen Grundfunktionen, z. B. Herzkreislauf, Atmung, Drüsenfunktion etc., aufrechtzuerhalten. Für den so genannten Grundumsatz – der dem Verbrauch in völliger Ruhe entspricht – geht man von einem Kalorienverbrauch von einer Kalorie (= 4,18 kJ) pro Kilogramm Körpergewicht aus. Dieser Wert variiert leicht je nach Geschlecht, Alter oder Konstitution.
Um den energetischen Gesamtumsatz des Körpers zu ermitteln, muss noch die so genannte Umsatzsteigerung berücksichtigt werden. Sie ist individuell verschieden und ergibt sich u. a. durch die Tätigkeit der Organe sowie der Muskelarbeit.
Der Energiebedarf von Erwachsenen liegt im Schnitt zwischen 2200 und 2600 kcal am Tag. Um 1 kg Fett zu verlieren, müssen Sie rund 7000 kcal einsparen. Schon dieser Wert zeigt, dass Crash-Diäten keinerlei Erfolgsaussichten haben und gerade in dieser Hinsicht gut Ding Weile haben will.

Kalorien zählen? Erbsenzählerei!

Wer sein Wohlfühlgewicht erreichen und dauerhaft halten will, muss mehrgleisig fahren. Nur die Kalorien niedrig zu halten bringt wenig. Es sind fein aufeinander abgestimmte Regelsysteme, die unseren Kalorienverbrauch, unseren Appetit und damit unser Gewicht bestimmen. Selbst wer es schafft, seine Essgelüste in Schach zu halten, verliert nicht sofort an Körperfett. Denn zunächst gibt der Körper Flüssigkeit ab und verbraucht Stärke. Vier Milliliter Wasser werden dabei pro Gramm Stärke ausgeschieden. Auch werden Proteinreserven, z. B. aus Muskulatur, angegriffen – was natürlich nicht wünschenswert ist. Erst nach ein paar Tagen Diät schaltet der Organismus endlich auf die ersehnte Fettreduzierung um. Ein paar Wochen später setzt dann erneut ein – für Diätwillige „tückischer" – Regelmechanismus ein. Unser Leptin-Spiegel (s. S. 15), der u. a. den Appetit steuert, sinkt, gleichzeitig steigt unsere Lust zu futtern wieder. Der Jo-Jo-Effekt hat uns eingeholt (s. S. 96f.)!
Professor Dr. Joachim Westenhöfer, Ernährungswissenschaftler der Hochschule für angewandte Wissenschaft in Hamburg, testete über mehrere Jahre 8000 Übergewichtige, um die Frage zu klären: Was macht auf Dauer schlank? Diese „Lean-Habits-Studie" (*lean habits* = schlank machende Gewohnheiten) belegte es deutlich: Sich ein Bündel an neuen Verhaltensweisen rund ums Essverhalten anzutrainieren und in Fleisch und Blut übergehen zu lassen ist die optimale Strategie, das Wohlfühlgewicht ein Leben lang zu halten. Den Ernährungs-Kurzcheck finden Sie unter: www.lebeprogramm.de/kurzcheck/checklist.html.
Folgende Kriterien sieht der Ernährungsexperte dabei als entscheidend an:

Was sind schlanke Lebensgewohnheiten?

- Flexible Kontrolle des Essverhaltens (bei „Fehltritten" einfach eine Mahlzeit ausfallen lassen)
- Mahlzeitenhäufigkeit und -rhythmus (regelmäßige, leichte Mahlzeiten über den Tag verteilt)
- Qualität der Lebensmittelauswahl (möglichst frisch, möglichst saisonal)
- Mahlzeitensituation und -umstände (sich Zeit für entspannte Mahlzeiten nehmen, nicht zwischen Tür und Angel essen)
- Einschränkung der Nahrungsmenge (auf körperliche Signale achten. Essen bis zum ersten Sattsein)
- Bewegung und Sport (auf regelmäßiges Training kommt es an)
- Stressbewältigung und Entspannung (sein persönliches Relaxprogramm finden)

Das Ergebnis zeigte deutlich: Je mehr dieser Kriterien von den Probanden berücksichtigt wurden, desto dauerhafter konnten sie Gewicht verlieren. Radikaler Verzicht ist dabei völlig überflüssig!

Macht Fett fett?

Der Nährstoff Fett enthält die meisten Kalorien. Die tägliche Fettaufnahme zu reduzieren senkt also zugleich die Kalorienzufuhr.
In den Mitochondrien, den Kraftwerken der Zellen, werden Fettsäuren einem

schrittweisen Abbau unterzogen. Nahrungsüberschüsse werden dabei als so genannte Triglyceride in Form von Depotfett gespeichert. Triglyceride bestehen immer aus drei Fettsäuren, die chemisch mit einem Molekül Glycerin verbunden sind. Daneben kann Körperfett noch auf anderen Stoffwechselwegen entstehen. Fest steht in jedem Fall: Zu viel Fett macht tatsächlich fett.
Vielen Menschen ist nicht klar, wie hoch ihr täglicher Fettverzehr ist. Die Butter auf dem Brot wegzulassen und dieses dicker zu schneiden oder auf üppige Sahnesoßen zu verzichten bringt bereits eine Menge. Um etwa 1 kg pro Woche abzunehmen, sollten Sie pro Tag nicht mehr als etwa 30 g Fett verzehren; um das Gewicht dann zu halten, nicht mehr als 60 g. Bei dieser Rechnung dürfen die in den Lebensmitteln „versteckten" Fette nicht vergessen werden.

Fettgehalt einiger Lebensmittel pro 100 g:

Butter	83,2 g
Erdnussmus	47,8 g
Sonnenblumenöl	99,8 g
Gouda	29,2 g
Hering	14,9 g
Thunfisch in Öl	20,9 g
Ente	17,2 g
Rinderfilet	4,4 g
Hackfleisch (halb u. halb)	20,0 g
Leberwurst	41,2 g
Roggenvollkornbrot	0,6 g

Knäckebrot	0,3 g
Obstkuchen	0,5 g
Butterkeks	10,0 g
Kräcker	1,4 g
Müsli-Mischung	10,0 g
Vollkornnudeln	0,3 g
Spaghetti	0,1 g
Möhren	0,2 g
Kartoffel (gekocht)	0,0 g
Champignons	0,3 g
Apfel (ungeschält)	0,6 g

Bewegung und Diät: das Erfolgsduo

Unsere Vorfahren mussten ganz gehörig auf Trab sein, um ihr Überleben zu sichern und ohne Magenknurren einschlafen zu können. Dafür waren ihnen Gewichtsprobleme fremd, zumindest was Übergewicht anbelangt. Heute ist unser Alltag motorisiert und mechanisiert und der Sonntagsspaziergang sowieso aus der Mode gekommen. Eigentlich ist es ganz simpel: Wer mehr Energie mit der Nahrung aufnimmt, als der Körper verbrennt, nimmt zu!
Während der Diät stellt sich der Stoffwechsel auf die geringere Kalorienzufuhr ein und setzt die geringste Kalorienmenge optimal um. Wenn nach ein paar Wochen Diät der Zeiger der Waage wie festgenagelt stehen bleibt oder wir nach Diätende plötzlich mehr wiegen als jemals zuvor, dann hat der Jo-Jo-Effekt zugeschlagen: Er bewirkt, dass wir nach einer Diät rasant zunehmen, sobald wir wieder anders essen, denn der Stoffwechsel ist noch immer auf Diät eingestellt und setzt auch mehr Kalorien weiterhin optimal um (s. S. 96f.). Dieser Teufelskreis führt oft zu Resignation und lässt alte Essgewohnheiten wieder aufleben. Durchbrechen können wir ihn durch regelmäßiges körperliches Training: drei- bis viermal pro Woche mindestens 30, besser 60 Minuten. Sehr empfehlenswert

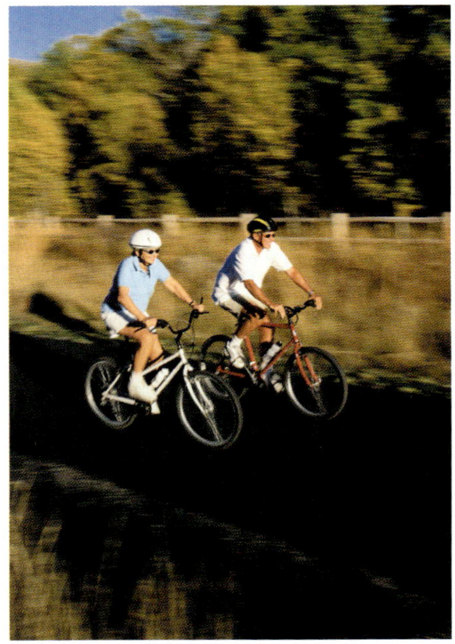

Radfahren ist eine exzellente Ausdauersportart, um eine Diät zu unterstützen.

So viele Kalorien verbrauchen Sie je nach Körpergewicht bei jeweils 15 Minuten Bewegung:

Sportart/Tätigkeit	55 kg	65 kg	75 kg	85 kg	95 kg
Bügeln	26	32	36	41	47
Volleyball	41	50	56	64	72
Yoga	51	60	71	78	89
Putzen	51	60	71	78	89
Gymnastik	54	65	74	85	95
Windsurfen	57	69	80	89	101
Easy-Walking	62	72	84	96	107
Trekking	68	80	93	105	117
Golf	71	83	96	108	122
Badminton	80	95	110	123	138
Power-Walking	80	95	110	125	138
Aerobic	81	96	110	125	141
Radfahren (15 km/h)	83	98	113	128	143
Tennis	90	107	123	140	156
Rasenmähen	92	110	126	141	159
Geräte-Training	96	113	131	149	165
Inline-Skating, leicht	96	110	132	150	167
Aqua-Fitness	110	129	147	167	188
Treppensteigen	112	132	152	174	192
Jogging, langsam	113	132	150	165	195
Basketball	114	135	155	176	197
Fußball	114	134	153	176	195
Mountain Biking	119	140	162	183	206
Schwimmen Kraul, zügig	128	152	174	198	222
Schwimmen Brust, zügig	134	158	182	206	231
Spinning	140	165	191	215	242
Squash	176	207	239	269	302

sind Ausdauersportarten wie Joggen, Walking, Radfahren oder Wandern. Moderater Sport fördert die Fettverbrennung und erhöht den Stoffwechselumsatz, weil die Zahl und die Größe der Zellkraftwerke, der *Mitochondrien*, erhöht sowie mehr Enzyme gebildet werden.

Den inneren Schweinehund zu überwinden lohnt sich: Selbst wer jahrzehntelang aus der Übung ist und die letzten Jahre eher als Schreibtischtäter und „couch potatoe" (Sofa-Kartoffel) zugebracht hat, wird sich nach einer Weile regelmäßigen Trainings wieder fit und leistungsfähig fühlen. Professor Hollmann, ehemals Präsident des Weltverbandes für Sportmedizin, testete an der Kölner Sporthochschule untrainierte 70-Jährige. Ein Jahr lang absolvierten diese regelmäßige stramme Spaziergänge, dreimal in der Woche. Ihr sportmedizinisch überprüfter Fitness-Zustand entsprach im Anschluss dem von gesunden 40-Jährigen.
Neuere Untersuchungen zeigen weiter: Das Gehirn bekommt durchs Training die doppelte Menge Sauerstoff, Merkfähigkeit, Konzentration und Kreativität steigen. Positiv wirkt sich moderater Sport zusätzlich auf das Immunsystem, die Lunge, die Hormonproduktion sowie Herz und Kreislauf aus. Die Seele profitiert ohnehin von der physischen Mobilität: Wir sind entspannter und fühlen uns glücklicher. Das schädliche Stresshormon *Kortison* wird abgebaut, wir können besser schlafen. Training verändert die Biochemie des Gehirns zum Positiven, körpereigene Opiate, die *Endorphine*, werden freigesetzt, die Serotonin-

bildung – verbunden mit entspanntem Wohlgefühl – gesteigert. Studien haben gezeigt, dass der **Serotoninspiegel** auch 70 bis 90 Minuten nach dem Training noch erhöht ist, die gute Laune also anhält. Wer Ausdauertraining fest in seinen Alltag einbindet, mag es nach einiger Zeit gar nicht mehr missen, es wird zum echten Bedürfnis.

Ausdauertraining: Sieben schlanke Pluspunkte

- Glatte Haut
- Starke Muskeln
- Straffes Bindegewebe
- Weniger Fettansatz
- Starke Knochen
- Hohe Sauerstoffbindungsfähigkeit des Bluts
- Maximale Leistungsfähigkeit

Wichtig ist es, bei den Ausdauersportarten ein bestimmtes Tempo zu finden, den so genannten POW (Punkt des optimalen Wirkungsgrades). Nur hier lassen sich positive Effekte erzielen, wie etwa Fettverbrennung oder Erhöhung des „guten" Cholesterins (HDL). Der POW ist genau der Punkt, an dem der Körper gerade richtig belastet wird – nicht zu viel und nicht zu wenig. Sportliche Höchstleistungen, wie Sprints oder Krafttraining, können dagegen zur Gewichtszunahme führen. Denn dabei können leicht körperliche Sparmechanismen aktiviert werden, durch die der Körper seine Energiereserven zu schützen versucht. Wir trainieren im optimalen Wirkungsgrad, solange wir im Bereich des Sauerstoffüberschusses, also *aerob*, trainieren. Herz, Kreislauf und Atmung arbeiten dann optimal. Es wird so viel Sauerstoff eingeatmet, wie der Körper braucht. Und die Verbrennung von Kohlenhydraten und Fetten, die während des Trainings am POW in der Muskulatur stattfindet, hält sogar noch zehn Stunden danach an. Um den eigenen POW herauszufinden, kann der Richtwert 180 minus Alter herangezogen werden. Bei dieser **Pulsfrequenz** arbeitet der Organismus richtig. Aufschlussreicher, weil genauer, ist hingegen eine sportmedizinische **Laktatanalyse** nach einer Belastung auf dem Laufband oder Ergometer. Hierbei wird die Milchsäurekonzentration in einem Blutstropfen bestimmt. Dabei handelt es sich um einen biochemischen Indikator, der zeigt, ob wir noch mit genügend Sauerstoff trainieren oder in eine Sauerstoffschuld geraten sind. Gerade für die Fettverbrennung ist das wichtig.

Kleine Abspeckhilfen

HPMC – macht Sahnetorten zum leichten Futter

Aus den USA kommt ein Stoff, dessen Wirkungen verheißungsvoll klingen: HPMC *(Hydroxypropyl-Methylcellulose)* vermag gängigen Kalorienbomben wie Sahneeis oder -torten den fettigen, gehaltvollen Geschmack zu verleihen, ist

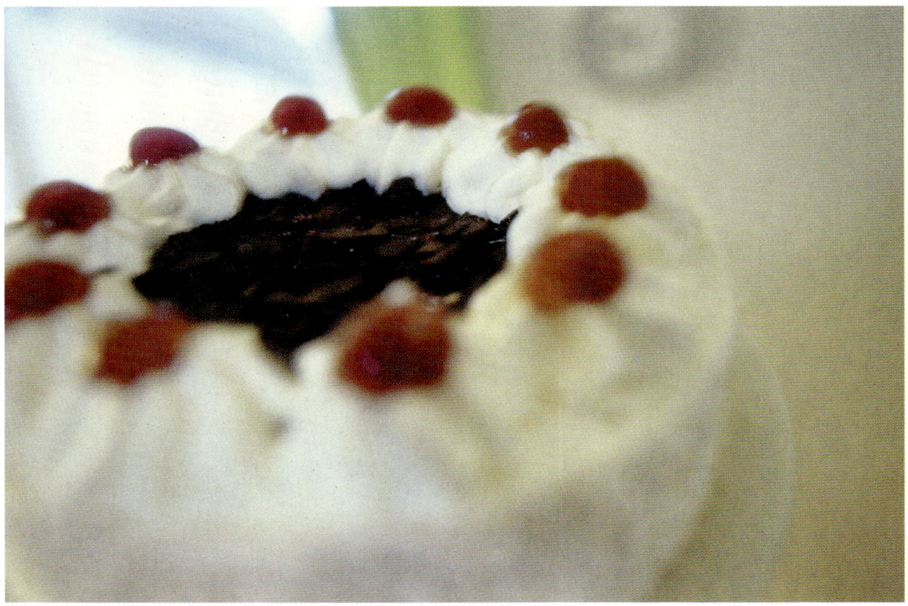

Traumhafte Aussichten für Leute mit Gewichtsproblemen: in Sahnetorten ohne Kalorien schwelgen.

dabei aber tatsächlich frei von Kalorien. Doch damit nicht genug: Zugleich soll sich dieser aus Baumwolle gewonnene Stoff, ein Zelluloseabkömmling, günstig auf den Cholesterinspiegel auswirken. HPMC macht den Mageninhalt „zäher" und fördert die Verdauung. Verschiedene Testreihen gaben der Forscherin Jennifer Dressman von der Universität Michigan Grund zu Optimismus. Sie entwickelte HPMC-haltige Speisen und ließ diese patentieren. HPMC senkt die Cholesterinwerte lediglich um 10 bis 20 %, und dazu muss die Substanz regelmäßig verzehrt werden. In Zukunft könnte HPMC als Fettersatz zum Einsatz kommen. Dies würde sicherlich all jene begeistern, die den sahnigen Geschmack in vielen Produkten nicht missen wollen. Als einzige Nebenwirkung in den klinischen Untersuchungen mit HPMC-haltigen Plätzchen, Götterspeisen und Drinks trat leichtes Völlegefühl auf – für einen Schlankmacher nicht tragisch. Trotz viel versprechender Studienergebnisse sind die Produkte hierzulande bislang nicht in Haushaltsmengen erhältlich. In kleineren Konzentrationen wird es aber künftig eher aus lebensmitteltechnischen Gründen in Milchprodukten u. Ä. zu finden sein.

Carnitin – der Fatburner?

Eindeutig wissenschaftlich belegt ist es nicht – dennoch äußern sich auch Ernährungswissenschaftler wie Prof. Dr. Michael Hamm von der Hochschule für Angewandte Wissenschaften in Hamburg vorsichtig optimistisch über diesen Stoff, der auch im Muskelgewebe vorkommt. Er wird vom Körper eigenständig aus den Aminosäuren *Lysin* und *Methionin* mit Hilfe von Vitamin C, B_6 und Eisen gebildet, aber auch mit der Nahrung aufgenommen, vor allem durch dunkle Fleischsorten.
Im Körper wird *Carnitin* dort benötigt, wo ein hoher Energiestoffwechsel gefragt ist – also in Muskulatur und Herz. Professor Hamm hält eine zusätzliche Dosis von 1g/Tag über mehrere Wochen für unbedenklich bei einem entsprechenden Fatburner-Training.

Schafsfleisch	209
Rindfleisch	60–77
Schweinefleisch	30
Hühnerfleisch	5–9
Kuhmilch	2–4
Hühnerei	0,8
Pflanzenprodukte	0–1,2

Carnitingehalt in Lebensmitteln (mg/100 g)

Carnitin kann also sinnvoll sein bei:
- Diäten,
- Erschöpfungszuständen durch Stress,
- starker körperlicher Anstrengung,
- älteren Menschen, wenn die körpereigene Produktion vermindert ist.

Pektin – stark beim Abnehmen

Da wir das Pektin für einen wahren Tausendsassa halten, geben wir ihm – als **Apfelpekt** – eine wichtige Rolle in unserer Diät. Es handelt sich um einen löslichen Ballaststoff und einen natürlichen Bestandteil etwa von Weißkohl, Möhren, Äpfeln, Erdbeeren oder Quitten. Ebenso enthalten die Schalen von Zitrusfrüchten viel Pektin. Da es der Pflanze hilft, Feuchtigkeit zu binden, leistet es auch als Gelierstoff gute Dienste. Schon ein Pektingehalt von 1% reicht aus, um aus etwas Apfelsaft und Zucker ein schnittfestes Gelee zu machen.

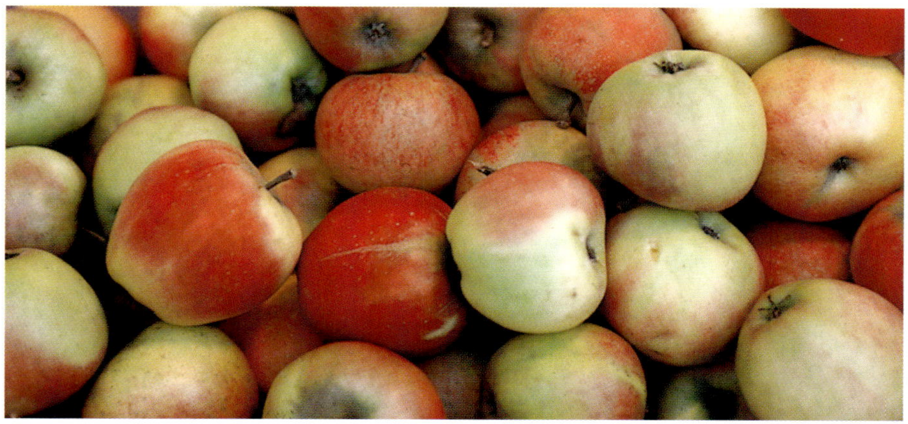

Äpfel sind reich an dem Ballaststoff Pektin.

Der **Arteriosklerose** wirkt Pektin vor allem deswegen entgegen, weil es die Gallensäure und deren Abbauprodukte bindet. Dies regt ihre Neubildung an, wozu Cholesterin verbraucht wird, mit der Folge, dass der Cholesterinspiegel um bis zu 20 % sinkt. Das Pektin-Ballaststoff-Konzentrat der hobbythek besteht aus reinem Apfelpektin und Faserballaststoffen aus dem Apfel.
Pektin bewirkt zudem, dass bei Verzehr von zucker- und stärkereichen Lebensmitteln der Insulinspiegel wesentlich langsamer ansteigt. Das gilt ebenso für andere Schleimstoffe und Gelbildner wie Guarmehl, Johannisbrotkernmehl oder

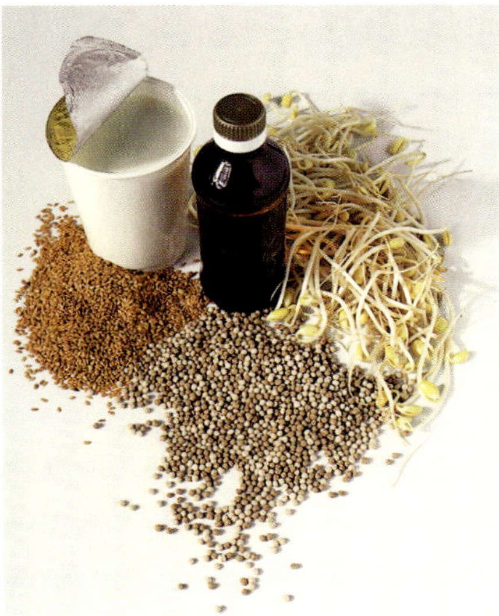

Die hellbraunen, linsenförmigen Ballaststoff-Crispies lassen sich einfach z. B. in Müsli, Quark oder Joghurt einrühren. Dadurch werden diese Speisen noch gesünder.

Inhaltsstoffe von Apfelpekt

Gesamtballaststoffgehalt	34 %
Pektin	24 %
Faserstoffe	10 %
Fruchtzucker	18 %
Traubenzucker	12 %
Sorbit	4 %
Eiweiß, Stärke, Apfelsäure, Feuchtigkeit	Rest
Pro 100 g Trockensubstanz	165 kcal/3 BE

Xanthan. Dadurch kommt es zu einem gleichmäßigeren Blutzucker-Tagesprofil und zu einer signifikanten Senkung des Blutinsulinspiegels. Es sind also nicht immer Medikamente notwendig, um den Blutzuckerspiegel zu senken.
Selbstverständlich wird dieses Ballaststoffkonzentrat aus reinen Naturprodukten, nämlich Äpfeln, gewonnen. Und so schmeckt es auch. In unserer speziellen hobbythek-Diät wird es mehrmals täglich als sättigende Nahrungsergänzung eingenommen. In einer Vorphase dient es auch dazu, den Verdauungstrakt auf eine gesündere Kost mit mehr Ballaststoffen einzustimmen (s. S. 44f.).
Die folgenden Crispies lassen sich ausgezeichnet in Müsli, Quark oder Joghurt rühren, auch Salate bekommen so einen knackigen Biss. Mit unseren hellbraunen linsenförmigen Ballaststoff-Crispies können Sie die tägliche Ballaststoffaufnahme erhöhen. Es gibt sie als **Hafer-Crispy ht** und **Light-Crispy ht**.
Die Hafer-Crispies bestehen aus Haferspeisekleie, Hafervollkornmehl, Maisgrieß, Vollmilchpulver, Salz, Lecithin und natürlichen Aromastoffen. Der Ballaststoffgehalt liegt bei 34 %. Im Vergleich dazu hat Vollkornweizenmehl 10 % Ballaststoffanteil. Das Produkt ist ungezuckert und enthält 290 Kalorien pro 100 g. Die ungezuckerte Light-Version enthält u. a. Magermilchpulver und weist mit über 40 % einen noch höheren Ballaststoffgehalt auf. Der Brennwert beträgt 215 Kalorien pro 100 g.

Hilft nicht nur gegen Fressgelüste: viel trinken

Wasser ist der Stoff des Lebens und eine wichtige Komponente unseres Organismus. Der Mensch kann einige Zeit ohne Nahrung überleben, jedoch nur wenige Tage ohne Wasser. Immerhin besteht unser Organismus zu rund 60 % daraus. Eine Abnahme der Gesamtkörperflüssigkeit von 3 % führt bereits zu einem Rückgang von Speichelsekretion und Harnproduktion. Die besonderen chemischen und physikalischen Eigenschaften des Wassers (*Dipolstruktur*, d. h. sowohl positive als auch negative Ladung; Fähigkeit, Wasserstoffbrücken zu bilden) versetzen es in die Lage, Lebensprozesse zu erhalten und zu ermöglichen.
Wasser ist das universelle Lösungsmittel des Körpers. Alle Stoffe, z. B. Vitalstoffe, können nur in gelöster Form die Zellmembran passieren. Zusätzlich puffert die hohe spezifische Wärmekapazität und Verdunstungskälte des Wassers den Organismus gegen Temperaturschwankungen. Bei starker körperlicher Anstrengung wird dem Körper so durch Verdunstung von Wasser (Schwitzen) Wärme entzogen.

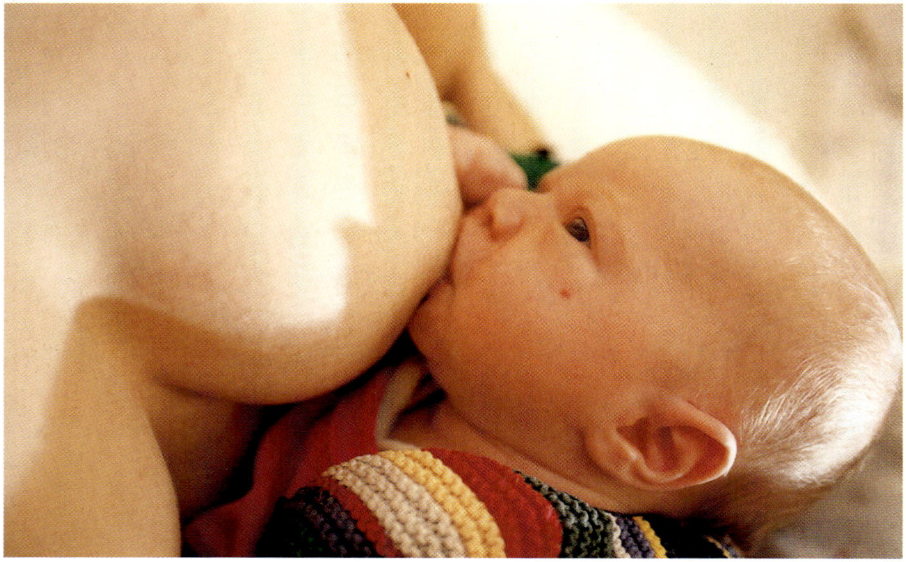

Neugeborene zeigen uns mit ihrem Rhythmus, wie es geht: Alle zwei Stunden ausreichend trinken, gerne auch noch öfter.

Wasseraufnahme		Wasserabgabe	
Getränke	1440	Urin	1440
Wasser in Nahrung	875	Stuhl	160
Oxidations-wasser	335	Haut	550
		Lunge	500
Gesamt	**2650**	**Gesamt**	**2650**

Wasserbilanz (ml/Tag) eines Erwachsenen (Quelle: DGE – Deutsche Gesellschaft für Ernährung)

Bei bestimmten Stoffwechselprozessen, der Oxidation von Nährstoffen in den Mitochondrien, entsteht zusätzlich Wasser, das der Körper für sich nutzen kann. Bei ausgewogener Ernährung erhält er dadurch pro Tag ca. 200 bis 300 ml so genanntes Oxidationswasser.

Der Rest muss über den Tag verteilt, vorzugsweise als Wasser oder ungesüßter Tee, aufgenommen werden. Ein schlanker Durstlöscher sind außerdem unsere hobbythek Lightgetränke.

Die Regulation des Wasserhaushalts erfolgt u. a. über den Durst. Dieser ist aber lediglich ein grober Indikator, d. h., wir sollten nicht erst auf den Durst warten, bis wir etwas trinken, sondern uns angewöhnen, immer etwas bereitstehen zu haben und regelmäßig davon zu trinken. Kurios ist, dass Menschen im Gegensatz zu anderen Säugetieren mit dem Trinken in der Regel aufhören, bevor das Flüssigkeitsdefizit ausgeglichen ist. Eine feinere Regulation des Wasserhaushalts erfolgt über Haut, Lunge, Leber, Interstitium (Zellzwischenraum) und besonders über die Niere. Innerhalb von 15 bis 16 Tagen wird das gesamte Körperwasser einmal erneuert.

Die Deutsche Gesellschaft für Ernährung empfiehlt, rund 50 ml Flüssigkeit pro Kilogramm Körpergewicht am Tag zu trinken.

Wer nicht genügend trinkt, muss sogar mit geistigen Einbußen rechnen. Dieses Ergebnis brachte die Rosbacher Trinkstudie von Dr. Siegfried Lehrl der Universität Erlangen. Bei den Probanden, allesamt Studenten, die nur einen halben Liter Flüssigkeit über den Tag verteilt aufgenommen hatten, zeigten sich Defizite bei der Aufmerksamkeit, der Gedächtnisleistung und dem Denkvermögen. Trinken, z. B. am Abend, reicht nicht aus, um den Mangel des Tages auszugleichen. Es kommt auf die kontinuierliche Flüssigkeitsaufnahme an. Um wieder richtig trinken zu lernen, kann das Verhalten von Neugeborenen eine nützliche Orientierung sein: Sie trinken im Takt von zwei bis drei Stunden. Noch günstiger für uns ist es, jede Stunde z. B. ein großes Glas Wasser zu trinken.

Eine individuelle Beratung zu Ihrem Trinkverhalten erhalten Sie im Internet unter: www.trinkberater.de

Wärmen von innen – Tees

Tee ist ein ideales Getränk während einer Diät. Er ist in vielfältigen Geschmacksrichtungen erhältlich und hilft, Hungergefühle zu dämpfen. Bei einer Ernährungsumstellung auf eine ballaststoffreichere Kost lindern Kräutertees Übergangsbeschwerden des Verdauungsapparates. Gegen Blähungen wirkt bekanntlich Fenchel. Wir haben einen rundum magenfreundlichen Morgentee für Sie zusammengestellt:

Magenmilder Morgentee

50 g	Fenchel
5 g	Kümmel
10 g	Hibiskus
10 g	Koriander
10 g	getrocknete Apfelstücke
	zum Süßen nach Geschmack Lightsüß ht
	je nach Bedarf schwarzer Tee

Pro Tasse einen Teelöffel des Gemischs mit kochend heißem Wasser überbrühen und zehn Minuten ziehen lassen. Nach Geschmack mit Lightsüß ht abschmecken. Wer einen niedrigen Blutdruck hat, was besonders das morgendliche Wachwerden erschwert, kann der Rezeptur als Muntermacher noch 20 g schwarzen Tee hinzufügen.

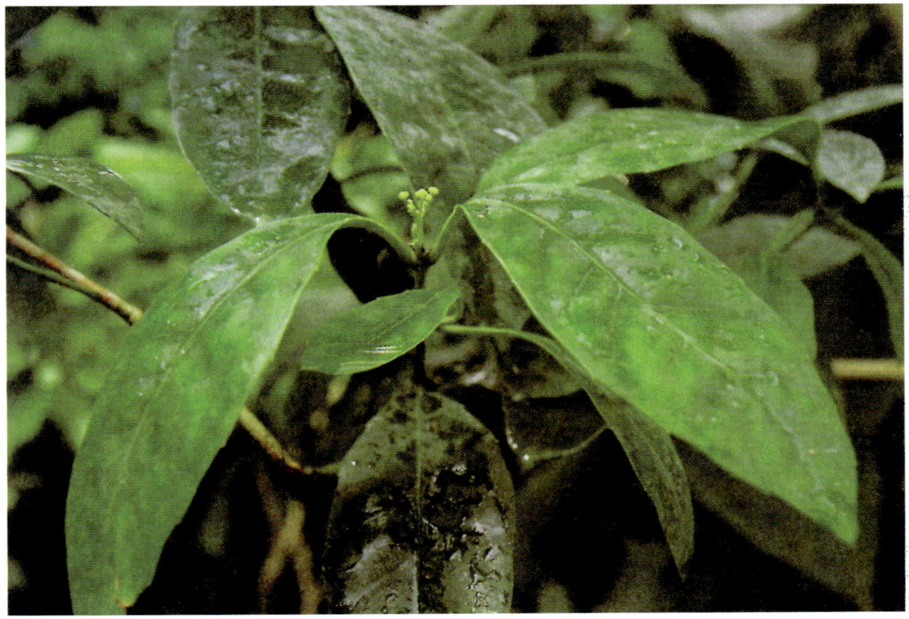

Die Mate-Pflanze wird vor allem in Brasilien, aber auch in anderen Ländern Südamerikas in Plantagen angebaut.

Mate-Tee – der ideale Diätbegleiter
Dieser Tee dämpft in besonderem Maße das Hungergefühl. Weil er auch Koffein enthält, hat er gleichzeitig eine anregende Wirkung. Er soll verdauungsfördernd sein und gegen Arterienverkalkung vorbeugen. Mate stammt von den Blättern einer überwiegend in Brasilien heimischen Stechpalmenart, wird aber auch in anderen Ländern Südamerikas in Höhen zwischen 400 und 800 m in Plantagen angebaut.
Unsere hobbythek-Mischung mildert den eigentümlich strengen Geschmack von Mate. Die Orthosiphonblätter werden sonst bei Blasenbeschwerden eingesetzt – unsere Mischung wirkt also harntreibend. Wir empfehlen daher, zusätzlich zwei bis drei Liter Mineralwasser am Tag zu trinken.

Schlanktrank mit Mate, heiß oder kalt

10 g	getrocknete Mateblätter
10 g	getrocknete Minze
10 g	getrocknete Orthosiphonblätter
	zum Süßen nach Geschmack Lightsüß ht

Pro Tasse einen Teelöffel des Gemischs mit kochend heißem Wasser überbrühen und zehn Minuten ziehen lassen. Nach Geschmack mit Lightsüß ht abschmecken. Schmeckt heiß und kalt gleichermaßen.

Immer beliebter – Rooibos-Tee
Ein Tee, der aus Afrika zu uns gekommen ist, erfreut sich hierzulande immer größerer Beliebtheit: der Rooibos-Tee (*Rooibos* = roter Busch). Inzwischen ist er in vielen Geschmacksrichtungen, z. B. mit Zitrone oder Vanille versetzt, nicht nur in Bioläden oder Reformhäusern, sondern auch in den meisten Supermärkten erhältlich.
Der Busch *Aspalatus linearis* wächst nur in einem ganz bestimmten Gebiet der Kapprovinz, im südlichsten Teil Afrikas. Er erreicht eine Höhe von bis zu zwei Metern und benötigt ein trockenes Klima. Auf den Teefarmen werden die Zweige in einen halben Zentimeter lange Stücke geschnitten, auf großen Betonflächen ausgebreitet und gewässert. Nachdem der Tee dreimal gewendet und erneut gewässert wurde, wird er zusammengeschoben und mit Planen zugedeckt. Auf diese Weise lässt man ihn bis zu 24 Stunden fermentieren und anschließend in der Sonne trocknen. Der Tee hat jetzt eine einheitliche rote Farbe. In Südafrika ist dieser Tee ein Nationalgetränk, nicht nur aufgrund seiner Bekömmlichkeit, sondern auch wegen anderer positiver Eigenschaften. Er ist beispielsweise reich an Mineralstoffen. Untersuchungen der Universität Pretoria haben ergeben, dass der Fluorgehalt sogar zur Kariesprophylaxe ausreicht. Weiter behindert Rooibos-Tee nicht die Eisenaufnahme, wie es bei schwarzem Tee der Fall ist, und es gibt keine Negativwirkung auf die Eiweißverdauung. Auf die gesamte Verdauung scheint dieser Tee eine günstige Wirkung zu haben, was wohl auf die Flavonoide *Quercetin* und *Luteolin* zurückzuführen ist. Für Kinder mit Lebensmittelallergien, allgemeiner Appetitlosigkeit, bakteriellen Magen-Darm-Störungen und Brechdurchfällen ist er besonders gut geeignet. Die Zubereitung des Tees ist einfach. Er kann unbedenklich längere Zeit im kochenden Wasser ziehen, da er weder zu bitter noch zu stark werden kann. Damit alle Inhaltsstoffe ins Wasser übergehen, sollte er mindestens sechs Minuten ziehen.

Inhaltsstoffe	Wirkung
Koffein	anregend
Theobromin (Stoffwechselprodukt des Koffeins, kommt auch in der Kakaobohne vor)	harntreibend, erweitert die Blutgefäße
Chlorogensäure (gerbstoffähnlich)	adstringierend (Blutung stillend, zusammenziehend)
Flavonoide (sekundärer Pflanzenstoff)	krebsvorbeugend
Triterpene	hemmen Wasserablagerungen (Ödeme) im Gewebe
Triterpensaponine	hemmen Wasserablagerungen (Ödeme) im Gewebe

Inhaltsstoffe von Mate

Lightgetränke der hobbythek

Wer wahllos Erfrischungsgetränke wie z. B. Limonade oder Cola konsumiert, hat bereits – ohne überhaupt irgendetwas gegessen zu haben – Unmengen von Zucker aufgenommen. Die Figur nimmt das auf Dauer übel! Ärzte wissen, dass z. B. übergewichtige Kinder meist zu große Mengen dieser Getränke verzehren.
Dabei ist es gar nicht schwer, mit gleichem Lustfaktor schlanke, durstlöschende Alternativen zu finden. Das Team der hobbythek hat ein Produkt kreiert, das längst ein hobbythek-Klassiker ist: die **Frusips**. Es gibt sie in 13 fruchtigen Geschmacksrichtungen – von Apfel über Aronia, Multivitamin bis hin zu Orange-Karotte oder Zitrone-Limette. Ihre Inhaltsstoffe sind eine Mischung aus natürlichen Fruchtsaftkonzentraten, Fruchtzucker, Apfelsäure und natürlichen Aromen. Kristallzucker enthalten sie nicht. Sie können nach Geschmack mit Lightsüß nachgesüßt werden. Mit ein paar Spritzern Frusip lassen sich außerdem Naturjoghurts, Quark oder Obstsalate aufpeppen.

Lightsüß – süßt fast zum (Kalorien-)Nulltarif

Das kalorienarme Süßungsmittel der hobbythek besteht aus *Aspartam* und *Acesulfam*. Ersteres ist auch in dem bekannten Handelssüßstoff „Canderell“ enthalten. Die anderen gängigen Süßstoffe enthalten meist eine Mischung von *Saccharin* und *Cyclamat*. Cyclamat steht in Verdacht, auf Dauer die Blase zu sehr zu belasten, bis hin zum Blasenkrebs. Die Verzehrempfehlungen der Weltgesundheitsorganisation wurden daher extrem niedrig festgelegt. Ausgedrückt wird dies in dem so genannten ADI-Wert *(=Acceptable Daily Intake)*. Der ADI entspricht der Menge, die täglich und lebenslang eingenommen werden kann, ohne dass es zu gesundheitlichen Beeinträchtigungen kommt. Für Süßstoffe aus einer Saccharin/Cyclamat-Mischung wurde ein ADI von 15 Tabletten festgelegt, was einem Zuckervergleichswert von rund 60 g für einen 60 kg schweren Menschen entspricht. Bei 75 kg Körpergewicht erhöht sich die Menge auf 85 g Zuckeräquivalent. Aspartam besteht aus Eiweißstoffen, also aus Aminosäuren.

Im Körper werden sie verstoffwechselt wie jede andere Aminosäure. Eine von ihnen ist das *Phenylalanin*. Daher muss dieser Süßstoff nur von Menschen mit der Erbkrankheit Phenylketonurie gemieden werden. Sie können das Phenylalanin aufgrund eines genetischen Defekts nicht verdauen. Der Nachteil des Aspartams ist seine Hitzeempfindlichkeit, es darf deshalb nicht lange mitgekocht werden. Kurzzeitiges Erhitzen schadet allerdings nicht. Der zweite Süßungsstoff in Lightsüß, das Acesulfam, passiert den Verdauungstrakt unverändert. Er ist bis 150 °C hitzestabil. Der ADI-Wert für Aspartam und Acesulfam liegt wesentlich höher als für Saccharin/Cyclamat-Mischungen: Bei einer 60 kg schweren Person sind es 111 Tabletten (entsprechend 555 g Zucker), bei einem Gewicht von 75 kg 138 Tabletten (entsprechend 690 g Zucker).

Eine Tablette entspricht der Süßkraft von 5–6 g Zucker. Es ist aber weder koch- noch backfest.

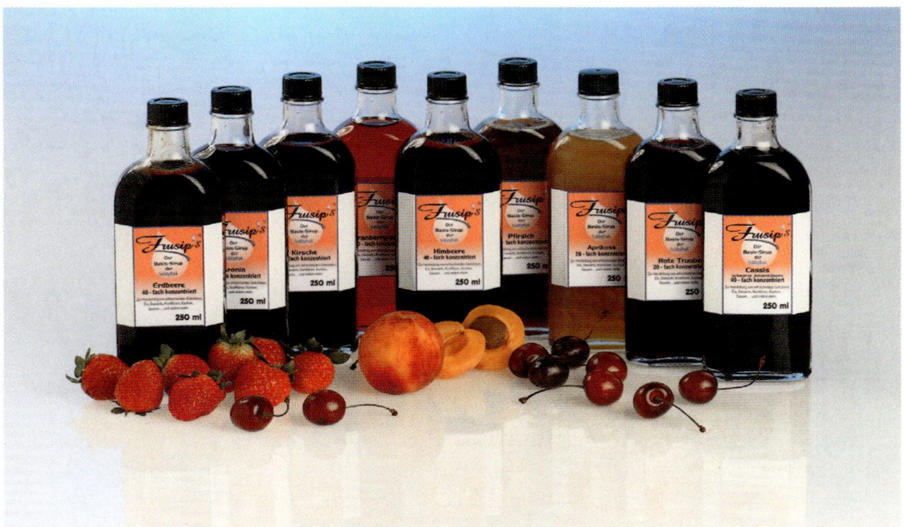

Die Frusips der hobbythek gibt es in 13 fruchtigen Geschmacksrichtungen – von Apfel über Aronia, Multivitamin bis hin zu Orange-Karotte oder Zitrone-Limette. Sie werden mit Mineralwasser oder Leitungswasser im Verhältnis 1 : 20 oder 1 : 40 gemischt.

Schlanke Rezepte – Tag für Tag genussvoll essen

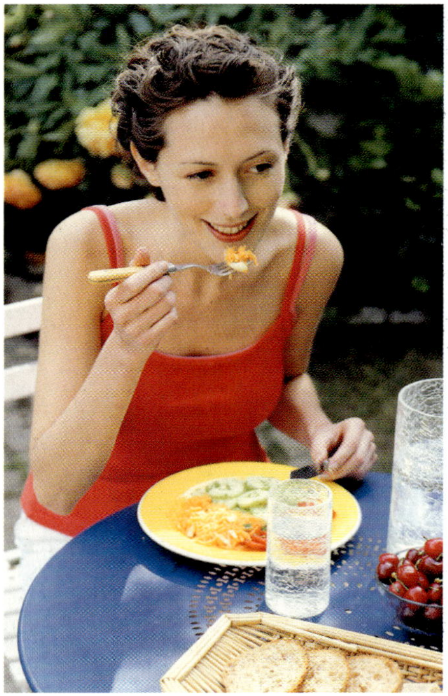

Mit den richtigen Rezepten können Sie ohne Reue genießen.

Wir haben es schon an anderer Stelle gesagt: Genuss gehört beim Essen unbedingt dazu – auch wenn Sie abspecken möchten. Es kommt auf Dauer lediglich auf die richtige Zusammenstellung der Lebensmittel an: geringer Fett-, hoher Ballaststoffgehalt, wenig Einfachzucker, dafür viele komplexe Kohlenhydrate in Form von Vollkornprodukten, Obst und Gemüse – und Sie können Ihren Gürtel bald enger schnallen. Der Figur zugute kommt es auch, wenn Sie sich ein paar Gedanken darüber machen, wie Sie bei Ihren Leibgerichten Fett einsparen können. Wer sich das zur festen Gewohnheit macht, bei dem purzeln langsam, aber stetig die Pfunde.

Tipp: Die Sauce für die Tortellini statt mit Sahne mit Magermilch zubereiten, Kartoffeln mit etwas Olivenöl anstelle von Butter oder Sahnesauce beträufeln, die Butter auf dem Brot durch Tomatenmark oder Magerquark ersetzen – all das spart unterm Strich enorm viel Fett ohne großen Verzicht.

Brotaufstriche

Oft ist es gerade der Brotaufstrich, der die Fettfalle zuschnappen lässt. Ob Käse oder Wurst – um Gewicht zu verlieren, gibt es bessere Alternativen, die mindestens genauso lecker sind und obendrein noch viel Abwechslung auf den Tisch bringen.
Denn so eine Brotzeit (die Scheibe am besten aus vollem Korn und dick geschnitten) mit Belag ist schnell zubereitet, kann bestens transportiert werden, z. B. zum Arbeitsplatz, und sättigt gut.
Hier ein paar vegetarische Varianten zur klassischen Wurststulle:

Sauerkraut-Brotaufstrich

80 ml	Wasser
	etwas gekörnte Gemüsebrühe
40 g	Hafer, geschrotet
2	Möhren, geraspelt
2 TL	Melassehefe
1/2	Gemüsezwiebel, gehackt

50 g	Champignons
1 EL	Distelöl
100 g	Sauerkraut, zerkleinert
	Pfeffer
	Curry

Das Wasser mit der gekörnten Gemüsebrühe kurz aufkochen, den Hafer hineingeben, umrühren und dann zehn Minuten quellen lassen. Die übrigen Zutaten hinzufügen und umrühren, mit Pfeffer und Curry abschmecken, fertig. Kann auch als Mus püriert werden.

Zucchini-Möhren-Aufstrich

40 g	Hafer, geschrotet
80 ml	Gemüsebrühe
1	kleine Zucchini, geraspelt
3 TL	Melassehefe
50 g	Champignons
1/2	Zwiebel, gehackt
2	EL Öl
1	TL Senf
	Pfeffer, Salz

Der Hafer wird zusammen mit der Gemüsebrühe genau wie oben beschrieben zubereitet. Dann werden die übrigen Zutaten hinzugegeben, mit Pfeffer und Salz abgeschmeckt, fertig.

Paprika-Aufstrich

30 g	frische rote Paprika
40 g	Magerquark
	Salz, Pfeffer
	je nach Geschmack
	frische Kräuter

Die Paprika waschen, putzen und in Würfel schneiden. Zusammen mit Salz und Pfeffer unter den Quark mischen. Frischer Schnittlauch und andere frische Kräuter machen diesen Brotaufstrich noch etwas pikanter. Anstelle der Paprika können Sie, je nach Geschmack, auch klein geschnittene Radieschen verwenden.

Schlemmereien ohne Reue

Unsere Rezepte haben es in sich – nur nicht, was Kalorien- und Fettgehalt angeht. Ansonsten treten wir mit ihnen den Beweis an, dass sich sogar Gäste mit „schlanken" Rezepten bekochen lassen.

Kleine Möhren-Frühstückskuchen
(Für vier Personen)

4	Eier
3 EL	flüssiger Honig
100 ml	Sonnenblumenöl
300 g	Möhren
250 g	Weizenvollkornmehl
2 TL	Backpulver
1 EL	Apfelfaser ht
1	Orange, unbehandelt (abgeriebene Schale und Saft)
1 TL	Kardamom
1	Prise Salz

Die Eier mit dem Honig und dem Öl schaumig schlagen. Die Möhren putzen, waschen und raspeln. Das Mehl mit Backpulver, Apfelfaser, geriebener Orangenschale und den Gewürzen vermischen. Die Möhren, das Mehl und den Saft zu der Eischaummasse geben und vorsichtig unterrühren. Die Masse in

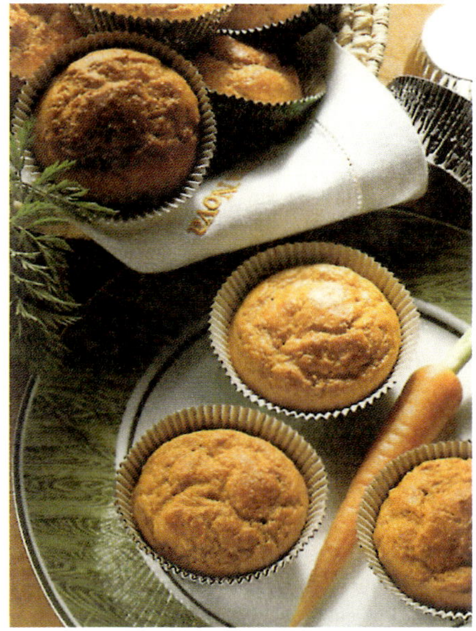

Schmecken warm und kalt – kleine Möhren-Frühstückskuchen.

kleine gefettete Förmchen füllen und im auf 180 °C vorgeheizten Backofen ca. 30 Minuten backen.

Kartoffel-Pfifferling-Cremesuppe „Chiba"
(Für vier Personen)

250 g	Pfifferlinge, Champignons oder andere Pilze
1	große Zwiebel
250 g	Kartoffeln
1 EL	Butter oder Margarine
1 EL	Speisestärke
1/2 l	Gemüsebrühe
125 g	Tofu

3–4 EL	Sojasauce
	schwarzer Pfeffer, frisch gemahlen
2 EL	trockener Sherry
½	Bund Basilikum

Die Pilze putzen, größere Pilze klein schneiden. Zwiebel und Kartoffeln schälen und würfeln. Fett in einem Topf zerlassen, die Pilze darin kurz anbraten, dann herausnehmen und warm stellen. Zwiebel- und Kartoffelwürfel im Topf hell anschwitzen. Stärke einrühren, mit der Brühe ablöschen und zugedeckt bei geringer Hitze köcheln lassen. Tofu würfeln und einrühren, die Suppe anschließend mit dem Mixer oder dem Pürierstab schaumig aufschlagen. Erneut aufkochen und mit Sojasauce, Pfeffer und Sherry abschmecken, Pilze kurz wieder darin erhitzen. Mit Basilikum garniert servieren.

Gratiniertes Goldbarschfilet mit Kiwi-Orangen-Sauce

(Für vier Personen)

4	Kiwis
4	kleine Orangen
4	Scheiben Goldbarschfilet à 150 g
	etwas fettarme Milch
2 EL	Mehl
2 EL	Apfelfaser ht
1 EL	Olivenöl
20 g	Butter
	etwas Minze
	Salz, Pfeffer

Zuerst die Kiwis und die Orangen schälen, dabei von den Orangen auch die weiße Haut sorgfältig entfernen. Dann die Früchte würfeln und beiseite stellen. Die Fischfilets kurz mit kaltem Wasser abspülen. Mit Küchenkrepp abtupfen, würzen. Nacheinander in Milch und Mehl, gemischt mit Apfelfaser, wenden. Das Öl in einer beschichteten Pfanne erhitzen. Den Fisch auf beiden Seiten je fünf Minuten braten und warm stellen. Für die Kiwi-Orangen-Sauce die Butter zum restlichen Bratfett geben und schmelzen lassen. Kiwi- und Orangenstücke zufügen und unter Rühren kurz erhitzen. Fein gehackte Minze unterrühren und die Sauce eventuell nachwürzen. Den Fisch mit der Sauce anrichten.

Zanderfilet in Sesamkruste mit wildem Reis

(Für vier Personen)

800 g	Zander- oder anderes Fischfilet
	Saft von 1 Zitrone
	Salz
	Pfeffer
3	Eier
150 g	Sesamkörner
½ l	Oliven-, Distel- oder Sesamöl
2	rote Paprika
1 EL	Crème fraîche, Schmand oder saure Sahne
250 g	Zucchini
½	Knoblauchzehe
125 g	wilder Reis
	etwas Bindix ht* bzw. Stärke (* ein stärkehaltiges Bindemittel der hobbythek)

Den Fisch vor dem Braten mit Zitronensaft, Salz und Pfeffer würzen. Die Eier aufschlagen und das Fischfilet durch die Eimasse ziehen. Dann mit dem Sesam panieren. Dabei die Körner gut andrücken. In einer beschichteten Pfanne den Fisch im Öl vorsichtig ein paar Minuten braten, bis er appetitlich kross aussieht. Für die Sauce die Paprika würfeln, pürieren und mit Crème fraîche verfeinern, mit Salz und Pfeffer abschmecken, evtl. mit Bindix ht oder Stärke binden. Zucchini in drei Millimeter dicke Scheiben schneiden und in der Pfanne garen, mit Salz, Pfeffer und Knoblauch würzen.
Wilden Reis nach Packungsanleitung zubereiten.
Zum Anrichten auf jedem Teller einen Spiegel aus der Sauce bereiten, das Fischfilet darauf und den wilden Reis sowie die Zucchinischeiben daneben setzen.

Salat mit Frühlingsgemüse

(Für vier Personen)

1 Bund	grüner Spargel (etwa 1 kg)
1	Kohlrabi
4	Frühlingszwiebeln
250 g	Kirschtomaten
30 g	Sonnenblumenkerne
2 EL	Spargelbrühe
1 EL	Apfelpekt ht

Den Spargel waschen, die Spitzen auf etwa 10 cm Länge abschneiden (den Rest für eine Suppe verwenden). In kochendem Wasser fünf Minuten bissfest garen. Dann abgießen und mit kaltem Wasser abschrecken. Die Spargelbrühe aufbewahren. Kohlrabi waschen, schälen und grob raspeln. Frühlingszwiebeln ebenfalls waschen, den dunkelgrünen Teil abschneiden und den Rest in dünne, schräge Scheiben schneiden. Tomaten waschen und halbieren. Die Sonnenblumenkerne ohne Fett in einer Pfanne goldgelb rösten. Für die Salatsauce zwei Esslöffel Spargelbrühe und Apfelpekt verrühren. Alle Gemüse auf vier Tellern anrichten und mit dem Dressing beträufeln. Die gerösteten Sonnenblumenkerne darüber streuen.

Gemüse-Enchiladas

(Für vier Personen)

Für die Füllung:

4	Frühlingszwiebeln
1	Selleriestange
125 g	Spinat
50 g	Cheddar-Käse, gerieben
1 Prise	Koriander, gemahlen
90 g	Dosenmais
1	Karotte
2	Weizentortillas

Für die Sauce:

2 EL	Maismehl
150 ml	fettarme Milch
150 ml	Gemüsebrühe
125 g	Käse, gerieben
1 EL	Tomatenmark
1 EL	Basilikum, gehackt
	Basilikumblätter und Korianderzweige

Frühlingszwiebeln und Selleriestange in Ringe schneiden. Den Spinat zwei bis drei Minuten in kochendem Wasser blanchieren. Abtropfen lassen und zusammen mit den Frühlingszwiebeln, dem Käse, dem Koriander, dem Sellerie, dem Mais und der zerkleinerten Karotte in eine Schüssel geben. Jeweils die Hälfte der Füllung an den Rand jeder Tortilla setzen. Die Tortilla zusammenrollen und durchschneiden. Dann mit den Rändern nach unten in eine feuerfeste Auflaufform legen.
Für die Sauce das Maismehl mit vier Esslöffeln Milch zu einer Paste verrühren. Die restliche Milch sowie die Brühe in einem Topf erhitzen und die Mehlpaste, die Hälfte des Käses und das Tomatenmark sowie das fein gehackte Basilikum hineinrühren. Die Sauce unter Rühren aufkochen lassen, bis sie andickt, dann über die Tortillas geben. Den restlichen Käse darüber streuen und im Backofen bei 175 °C etwa 30 Minuten backen, bis die Sauce Blasen wirft und der Käse goldbraun und geschmolzen ist. Mit Basilikumblättern und Koriander garnieren.

Pfirsich in Orangensauce mit rotem Pfeffer

(Für vier Personen)

4	Orangen
1	Limone
	etwas Apfeldicksaft
1 EL	Apfelpekt ht
4	Pfirsiche
1 EL	Bindix ht
2 cl	Orangenlikör
	ein paar schwarze Pfefferkörner

Orangen und Limone auspressen und mit Apfeldicksaft und Apfelpekt aufkochen. Pfirsiche in Spalten schneiden und im Saft aufkochen. Dann herausnehmen, den Apfeldicksaft mit Bindix andicken und mit Likör abschmecken. Die Pfefferkörner hineingeben und die Pfirsiche mit der Sauce übergießen.

Vanille-Mousse

(Für vier Personen)

300 ml	Naturjoghurt
150 g	Sahnequark
1 TL	Vanillemark
4 EL	Vanillezucker
1 EL	Sherry
2 TL	vegetarische Gelatine, z. B. Agar-Agar aus Algen
2	Eiweiß (von großen Eiern)

Für die Sauce:

300 g	Himbeeren
	Saft von 1 Orange
50 g	Puderzucker, gesiebt

Joghurt, Quark, Vanillemark und -zucker sowie Sherry in einem Mixer etwa 30 Sekunden cremig pürieren. Die Creme in eine Schüssel füllen. Die Gelatine mit vier Esslöffeln kaltem Wasser in einem Topf auflösen, zum Kochen bringen und zwei Minuten kochen lassen. Abkühlen lassen und in die Vanillecreme einrühren. Das Eiweiß zu steifem Schnee schlagen und vorsichtig unter die Creme ziehen. Zwei Stunden kühl stellen, bis die Creme fest geworden ist.
Für die Sauce die Himbeeren vorsichtig mit Orangensaft vermengen. Das Mousse auf einen Saucenspiegel setzen und mit Puderzucker bestäuben.

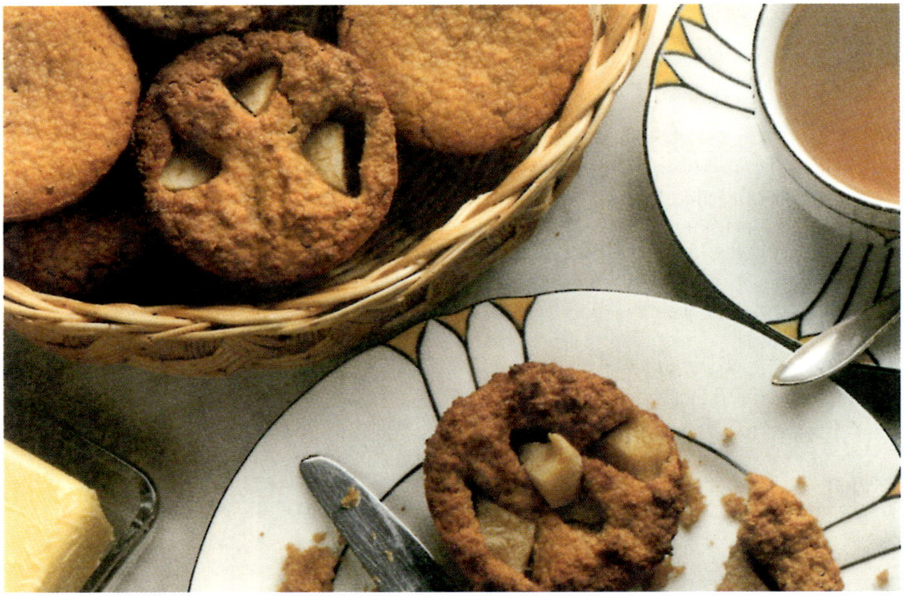

Die Ballaststoffbrödlis können Sie als süße oder herzhafte Variante backen.

Aprikosensorbet

(Für vier Personen)

500 g	Aprikosen
175 g	Zucker
	Saft von 1/2 Orange
450 ml	Wasser
1	Eiweiß
2 EL	Zucker
	Minzezweige
	Orangenschale

Aprikosen entsteinen und hacken. Den Zucker mit dem Orangensaft und 150 ml Wasser bei mäßiger Hitze aufkochen, bis der Zucker aufgelöst ist. Die übrigen 300 ml Wasser in den Topf geben. Die Aprikosen im Mixer pürieren. Das Aprikosenpüree in den Zuckersirup rühren und in ein gefriergeeignetes Gefäß füllen. Eine Stunde tiefkühlen, bis das Sorbet halb gefroren ist. Das Eiweiß steif schlagen und den Zucker einrühren. Die halb gefrorene Fruchtmischung cremig rühren. Den Eischnee unterheben und erneut für etwa 45 Minuten tiefgefrieren. Das Sorbet herausnehmen, in eine zweite Schüssel umfüllen, durchrühren und wieder für zwei Stunden in den Gefrierschrank stellen, bis es fest ist. Vor dem Servieren nochmal für zehn Minuten in den Kühlschrank stellen. In Portionsschalen geben und mit Minzezweigen und geriebenen Orangenschalen dekorieren.

Schmackhaftes aus Ballaststoffen

Über die Pluspunkte einer ballaststoffreichen Ernährung haben wir schon geschrieben – etwa lang anhaltende Sättigung, eine bessere Verdauung oder niedrigere Blutfettwerte (s. S. 44ff.). Die folgenden hobbythek-Köstlichkeiten, prall gefüllt mit wertvollen Fasern, können Sie zu Hause einfach selber backen:

Ballaststoffbrödlis

Die Brödlis werden aus Haferkleie gebacken, die einen möglichst hohen Anteil an wasserlöslichen Ballaststoffen aufweist. Achten Sie darauf, dass die Haferkleie zum Backen fein genug gemahlen ist, sonst gelingen die Rezepte nicht.

Grundrezept süß

(Für ca. 12 Stück)

200 g	Haferkleie (fein)
100 g	Weizenvollkornmehl
1/2 EL	Backpulver
2–5 EL	Honig
2 EL	Weizenkleber ht
1 EL	Reinlecithin P
2 EL	Apfelpekt Plus ht
1 EL	Färber-Distelöl
500 ml	Vollmilch oder Wasser-Milch-Gemisch

Die festen Zutaten sorgfältig vermischen. Öl und Wasser unterrühren und die Masse in kleine Portions-Backformen oder ein Muffins-Blech füllen. Bei 200 °C etwa 20 bis 30 Minuten backen. Ein Brödli hat ca. 160 kcal.

Variationen:
Mit Nüssen, Samen, Getreideflocken sowie Rosinen, Datteln, Feigen oder anderem fein gehackten Dörrobst oder auch frischem Obst, z. B. Äpfeln, Aprikosen, Pflaumen, können Sie nach Lust und Laune verschiedene Brödlis herstellen.

Grundrezept salzig

(Für 12 Stück)

200 g	Haferkleie (fein)
100 g	Weizenvollkornmehl
1/2 EL	Backpulver
2 EL	Weizenkleber ht
1 EL	Reinlecithin P
1/2	TL Salz
2 EL	Apfelpekt Plus ht
1 EL	Färber-Distelöl
500 ml	Milch oder Wasser-Milch-Gemisch

Die Zubereitung ist wie bei den süßen Ballaststoffbrödlis.
Auch bei diesem Rezept sind etliche Varianten mit Zutaten wie klein gehackten Zwiebeln, Schnittlauch, Petersilie, geriebenem Käse (z. B. Parmesan) oder magerem Schinken möglich. Außerdem können Sie mit Kräutern wie Oregano, Thymian, Rosmarin oder Cayennepfeffer experimentieren. Backen ebenfalls bei 200 °C für 20 bis 30 Minuten. Pro Stück etwa 150 kcal.

Ballali italiana

(Für ca. 12 Stück)

300 g	Zwiebeln
1 EL	Butter
200 g	Haferkleie (fein)
100 g	Weizenvollkornmehl
1/2 EL	Färber-Distelöl
2 EL	Weizenkleber ht
1 EL	Reinlecithin P
1/2 EL	Salz
40 g	Parmesankäse
2 EL	Apfelpekt Plus ht
300–	Vollmilch oder
500 ml	Milch-Wasser-Gemisch
1 TL	Kümmel
1 Msp.	Muskatnuss

Von diesen Muffins mit italienischem Touch sind wir im hobbythek-Team ganz besonders angetan: Zunächst die Zwiebeln in kleine Ringe oder Würfel schneiden, in der Pfanne mit der Butter andünsten, bis sie glasig sind. Die Zwiebeln zu den übrigen Zutaten geben und – wie bei den Brödlis beschrieben – weiterverarbeiten. Verwenden Sie dabei so viel Milch, wie notwendig ist, um den Teig noch gut rühren zu können. Diese Muffins sind nicht nur zum Abnehmen eine echte Leckerei, sondern auch für den kleinen Hunger zwischendurch.

Sein eigenes Brot zu backen macht sowieso Spaß. Dieses hier schmeckt nicht nur, sondern liefert zugleich jede Menge Ballaststoffe.

Ballaststoffbrot à la hobbythek

2 Päck.	Trockenhefe
3 EL	Apfelpekt Plus ht
2 TL	Zucker
200 g	Haferkleie (fein)
450 g	Weizenvollkornmehl
240 g	Roggenvollkornmehl
110 g	Roggenmehl, Type 1050
1 TL	Salz

Alle Zutaten in eine große Schüssel geben, gut vermischen und mit 1/2 bis 3/4 Liter lauwarmem Wasser zu einem zähen Teig verarbeiten. Diesen dann mit einem Tuch abgedeckt an einem warmen Ort 30 Minuten gehen lassen. Ein Brot daraus formen und abermals 15 Minuten gehen lassen. In den Backofen schieben und es ca. 70 bis 80 Minuten bei 180 bis 200 °C ausbacken. Pro Scheibe etwa 70 kcal.

Auch andere hobbythek-Brote, -Brötchen oder -Kuchen (siehe auch hobbythekbuch „Allerlei Getreide") können mit Ballaststoffen aufgepeppt werden. Dies macht das Brot nebenbei auch dunkler, hält es länger frisch und verbessert die Krumenbeschaffenheit. Hierzu werden einfach 3 % der Mehlmenge durch Apfelpekt und 10 % durch fein gemahlene Haferkleie ersetzt. Sollten Sie keine feine Haferkleie im Handel finden, können Sie die gröbere im Mixer (Universalzerkleinerer mit Schlagmesserwerk) oder in einer Getreidemühle zerkleinern.

Getreidevariationen lassen Pfunde purzeln

Getreide ist zum Abnehmen optimal geeignet, denn es enthält alle notwendigen Nährstoffe, und sein Proteingehalt verhindert, dass Muskeleiweiß abgebaut wird, wie es generell bei Diäten schnell

passieren kann. Der hohe Ballaststoffanteil bewirkt außerdem ein gutes Sättigungsgefühl.
Das Getreide wird zunächst über Nacht eingeweicht, dann 20 Minuten gekocht, schließlich mit Kräutern und Gewürzen schmackhafter gemacht. Bei längerem Fasten mit Getreide ist Buttermilch eine günstige Ergänzung; sie wertet das Getreideeiweiß auf. Für jeden Tag der Woche gibt es ein spezielles Getreide mit seinem jeweils eigenen Protein- und Mineralstoffprofil.
Vor der Kur sollten ein oder zwei Rohobst- oder Safttage eingelegt werden.

Tipp: Nicht vergessen: Über den Tag verteilt mindestens zwei bis drei Liter trinken: Mineralwasser, ungesüßte Kräutertees oder Lightgetränke der hobbythek. Auch dies lindert aufkommende Hungergefühle.

Am Sonntag startet man dann mit dem besonders leicht verdaulichen und bekömmlichen Weizen.
Am Montag gibt es Reis. Dieser ist ebenfalls leicht verdaulich, wirkt entwässernd (kaliumreich) sowie Schleim bildend, was sich sehr positiv auf den Magen-Darm-Trakt auswirkt.
Die Gerste vom Dienstag enthält viel Kalzium und Phosphor und wirkt ebenso Schleim bildend.
Haut, Haare, Blut und Bindegewebe profitieren besonders von der Kieselsäure, die in der Hirse vom Mittwoch steckt. Diese enthält außerdem besonders viel Eisen und Calcium.
Hochwertiges Eiweiß und eine Menge Eisen zeichnen den Roggen aus, der am Donnerstag auf dem Fastenplan steht. Hormonähnliche Wirkung und cholesterinsenkende Eigenschaften sagen Fachleute dem Hafer von Freitag nach. Außerdem besitzt er einen hohen Anteil ungesättigter Fettsäuren, hochwertiges Eiweiß und viel Vitamin B.
Von Dinkel, der am Samstag den Abschluss dieser Kur bildet, schwärmte bereits Hildegard von Bingen. Aufgrund seines hohen Magnesiumgehalts wird er auch Magnesium-Weizen genannt.

Geschmacklich müssen die Getreidesorten „aufgepeppt" werden. Deshalb sollten Sie sie mit Hefebrühe kochen. Kräuter – ganz nach Geschmack – machen die Körner dann richtig schmackhaft. Einige Sorten lassen sich mit verdünnter Milch zubereiten, so wird gleichzeitig die biologische Wertigkeit (s. S. 36f.) verbessert. Der blähenden Wirkung des Roggens wirkt z. B. Kümmel entgegen.

Sonntag – Weizentag

150 g Weizenkörner werden am Vorabend in einer abgedeckten Schüssel mit 150 ml Wasser und dem Saft einer Zitrone eingeweicht. Am nächsten Morgen haben Sie eine Grütze, die Sie in drei Portionen teilen.

Frühstück: Weizenmüsli

1	süßer Apfel
1	Portion Weizengrütze
100 g	Joghurt (3,5 % Fett)
1 TL	Honig oder 1 Tbl. Lightsüß ht

Den Apfel reiben und mit den anderen Zutaten verrühren. Lightsüß vorher im Joghurt auflösen.

Mittagessen: Gurkensalat

1 EL	Distelöl
100 g	Dickmilch
je 1/2 TL	Kräutersalz, Basilikum, Dill und Petersilie
300 g	Salatgurke
1	Portion Weizengrütze

Distelöl, Dickmilch und die Gewürze zu einer Salatsauce verrühren. Gurke waschen, in Würfel schneiden und unterrühren, anschließend die Weizengrütze zugeben.

Abendessen: Tomatensalat

1	TL Olivenöl
1/2	TL Kräutersalz
	etwas Oregano
1	kleines Bund Petersilie (glatt)
1	kleine Zwiebel
1–2	Fleischtomaten
1	Portion Weizengrütze

Olivenöl, Salz und Oregano zu einer Salatsauce verrühren. Petersilie fein hacken, Zwiebel fein würfeln, die Fleischtomaten klein schneiden. Alles in die Sauce geben und mit der Weizengrütze verrühren.

Montag – Reistag

Am Vorabend 150 g Vollkornreis in 400 ml Wasser aufkochen, 40 Minuten auf kleinster Stufe gar ziehen lassen und in drei Portionen teilen.

Frühstück: Milchreis

50 ml	Vollmilch
1	kleine Banane
1/2 TL	Zimt
1 Prise	Anis
1 Prise	Ingwerpulver
1	Portion Reis
1–2	Tbl. Lightsüß ht

Die Milch erwärmen, die Banane pürieren und alle Zutaten mit dem Reis verrühren. Nach Geschmack mit Lightsüß ht, das Sie in der Milch auflösen können, süßen.

Mittagessen: Apfelsalat

250 g	süße Äpfel
1/2	Zitrone
1	Portion Reis
1–2 Tbl.	Lightsüß ht

Die Äpfel pürieren oder fein reiben, die Zitrone auspressen, den Apfelbrei mit dem Saft beträufeln und mit dem Reis verrühren. Süßen mit Lightsüß ht. Die Tabletten lassen sich gut in dem Zitronensaft auflösen.

Abendessen: Grapefruitsalat

1	Grapefruit
1 EL	Honig oder 1 Tbl. Lightsüß ht
1	Portion Reis

Die Grapefruit pürieren oder fein schneiden und mit dem Honig und dem Reis verrühren. Zum zusätzlichen Süßen Lightsüß im Saft der Grapefruit auflösen.

Dienstag – Gerstentag

Am Vorabend 150 g Gerstenkörner in 400 ml Wasser aufkochen, 30 Minuten auf kleinster Stufe ausquellen lassen und in drei Portionen einteilen.

Frühstück: Gerstenmüsli

1	Birne
100 g	Dickmilch
1 TL	Kokosflocken
1 TL	Honig oder
1–2	Tbl. Lightsüß ht
1	Portion Gerstengrütze

Die Birne klein schneiden und alle Zutaten miteinander verrühren. Lightsüß vorher in Dickmilch auflösen.

Mittagessen: Gerste mit gedünstetem Chicorée

1	Chicorée
1 EL	Sonnenblumenöl
150 ml	Wasser
1/2	Gemüsebrühwürfel
1	Portion Gerstengrütze

Den Strunk des Chicorées keilförmig herausschneiden und das Gemüse waschen, längs vierteln und im Sonnenblumenöl andünsten. Dann das Wasser zugeben, den Gemüsebrühwürfel unterrühren und den Chicorée ca. 15 Minuten köcheln lassen. Die Gerstengrütze hinzugeben und kurz erwärmen.

Abendessen: Griechischer Salat

40 g	Schafskäse
20 g	Oliven
1–2	rote Paprika
1	kleine Zwiebel
75 g	Magermilchjoghurt
1/2 TL	Kräutersalz
1	Portion Gerstengrütze

Den Schafskäse mit der Gabel zerdrücken, die Oliven und die Paprika klein schneiden, die Zwiebeln in feine Ringe schneiden. Alle Zutaten miteinander verrühren.

Mittwoch – Hirsetag

Am Vorabend 150 g Hirse in 700 ml Wasser aufkochen, 35 Minuten ausquellen lassen und in drei Portionen teilen.

Frühstück: Hirsemüsli

1	Banane
1 TL	Honig oder 1 Tbl. Lightsüß ht
50 g	Magermilchjoghurt
1	Portion Hirsegrütze

Die Banane schälen und klein schneiden. Honig oder Lightsüß in Joghurt auflösen, diesen mit der Hirsegrütze verrühren und die Bananenstücke unterheben.

Mittagessen: Hirse mit Möhrengemüse

200 g	Möhren
1/8 l	Wasser
1/2	Gemüsebrühwürfel
1 Prise	Cayennepfeffer
1 Prise	Curry
1	Portion Hirsegrütze

Die Möhren waschen, putzen und in Stifte schneiden. Das Wasser erwärmen, Gemüsebrühwürfel hinzugeben und die Möhren darin dünsten. Die Gewürze und die Hirsegrütze zugeben und kurz erwärmen.

Abendessen: Hirserösti

1	Zwiebel
1 TL	Sonnenblumenöl
1 kl.	Knoblauchzehe
30 g	Quark (40 % F. i. Tr.)
1	Ei
1 TL	Kräutersalz
1/2 TL	Curry
1/2 TL	Oregano
1	Portion Hirsegrütze

Die Zwiebel schälen, fein würfeln und im Sonnenblumenöl glasig dünsten. Die Knoblauchzehe schälen und pressen. Zwiebeln und Knoblauch mit allen übrigen Zutaten gut vermengen und in einer beschichteten Pfanne rösten. Die Hirserösti schmecken auch kalt.

Donnerstag – Roggentag

Am Vorabend 150 g Roggenkörner in 500 ml Wasser aufkochen, 40 Minuten ausquellen lassen, dabei gelegentlich umrühren. In drei Portionen teilen.

Frühstück: Roggenmüsli

1	Birne
1	Portion Roggengrütze
1 EL	süße Sahne
1 TL	Honig oder
1 Tbl.	Lightsüß ht

Die Birne klein schneiden und mit allen Zutaten gut verrühren. Lightsüß vorher in der Sahne auflösen.

Mittagessen: Pfannkuchen

50 g	Quark
2	Eier
1/2 TL	Kräutersalz
1/2 TL	Paprikapulver, edelsüß
1/2 TL	Thymian
1 Prise	Chilipfeffer
1	Portion Roggengrütze
1 EL	Sonnenblumenöl
20 g	Emmentaler, gerieben

Quark, Eier und Gewürze gut verrühren und die Roggengrütze unterheben. Das Sonnenblumenöl in einer Pfanne erhitzen, die Masse einfüllen, den Emmentaler darüber streuen und in ca. 15 Minuten bei geschlossenem Deckel einen Pfannkuchen backen.

Abendessen: Kümmelsuppe

250 ml	Wasser
1/2	Gemüsebrühwürfel
1	Portion Roggengrütze
1/2 TL	gemahlener Kümmel
1	kleines Bund glatte Petersilie

Das Wasser erhitzen und den Gemüsebrühwürfel darin auflösen. Die Roggengrütze und den Kümmel einrühren. Die Petersilie fein hacken und zugeben.

Freitag – Hafertag

Auch hier werden wieder 150 g Haferkörner benötigt, die in drei Portionen geteilt werden. Die Frühstücksportion wird mit 50 g klein geschnittenen Trockenaprikosen in 90 ml Wasser eingeweicht. Den Rest mit 1/2 Gemüsebrühwürfel in 400 ml Wasser aufkochen, 20 Minuten quellen lassen und in zwei Portionen teilen.

Frühstück: Hafermüsli

100 g	Magermilchjoghurt
1	Portion Hafergrütze
3	frische Aprikosen (oder 50 g Trockenfrüchte)
1 TL	Honig oder Lightsüß ht nach Geschmack

Den Joghurt mit der am Vorabend eingeweichten Hafergrütze und den Aprikosen verrühren. Eventuell mit Lightsüß ht oder Honig süßen, wie oben beschrieben.

Mittagessen: Hafer mit Champignongemüse

200 g	Champignons
1 EL	Sonnenblumenöl
200 ml	Wasser
½	Gemüsebrühwürfel
½ TL	Salbei, fein gehackt
½	Portion Kümmel, fein gemahlen
1	Portion Hafergrütze

Champignons waschen, putzen und in Scheiben schneiden. Das Sonnenblumenöl erhitzen und die Champignons darin andünsten. Das Wasser dazugeben, Gemüsebrühwürfel und die Gewürze beimengen und alles ca. 15 Minuten köcheln lassen. Gegen Ende der Garzeit die Hafergrütze zugeben und kurz erwärmen.

Abendessen: Hafergrützesalat

1 EL	Sonnenblumenkerne (10 g)
1	Portion Hafergrütze
1 TL	Quark (10 g, 40 % F. i. Tr.)
2 EL	Tomatenmark (30 g)
1	kleines Bund Schnittlauch

Die Sonnenblumenkerne in der Pfanne rösten, dann die Hafergrütze, den Quark und das Tomatenmark verrühren und die Sonnenblumenkerne zugeben. Schnittlauch klein schneiden und darüber streuen.

Samstag – Dinkeltag

Für das Frühstück 50 g Dinkelkörner mit 50 g Rosinen in 90 ml Wasser einweichen. Die restlichen 100 g Dinkelkörner mit ½ Gemüsebrühwürfel in 400 ml Wasser aufkochen und 15 Minuten unter gelegentlichem Rühren ausquellen lassen. In zwei Portionen teilen.

Frühstück: Dinkelmüsli

Die eingeweichte Dinkelgrütze mit den Rosinen und 50 g Magermilchjoghurt verrühren.

Mittagessen: Wirsingsuppe

200 g	Wirsing
300 ml	Wasser
½	Gemüsebrühwürfel
½ TL	Kümmel, gemahlen
1	Prise Muskat
1	Portion Dinkelgrütze

Den Wirsing waschen, die dicken Strünke herausschneiden und den Rest in feine Streifen schneiden. Das Wasser erhitzen und den Wirsing zusammen mit den Gewürzen 15 Minuten köcheln. Dann die Dinkelgrütze unterrühren und kurz erwärmen.

Abendessen: Maissalat

1	Portion Dinkelgrütze
20 g	Parmesan, gerieben
4 EL	frische Kresse
150 g	Zuckermais

Die Zutaten alle miteinander vermischen, und fertig ist das Abendessen.

Die hobbythek-Diät

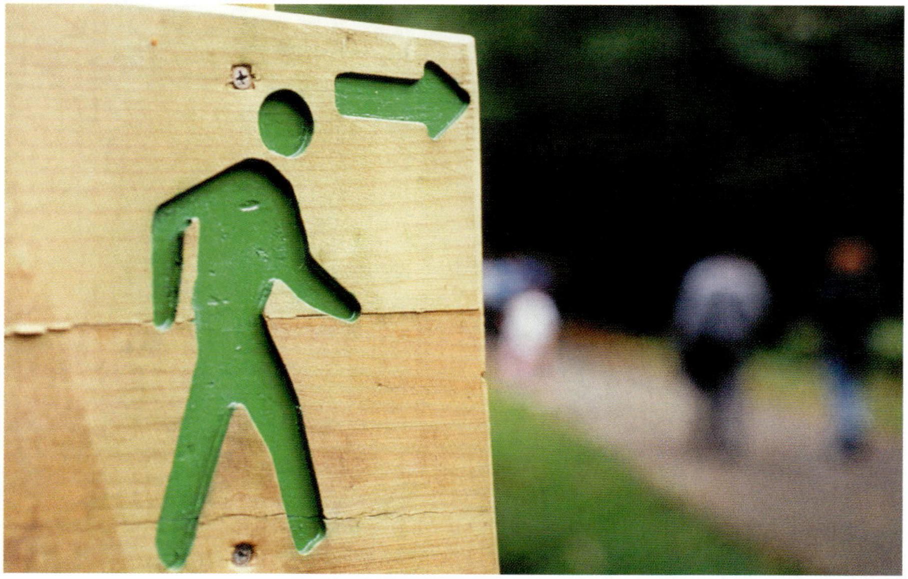

Am Sonntag gibt es in der hobbythek-Diät am wenigsten zu essen – dafür aber am meisten Zeit für Entspannung, z. B. bei einem Waldspaziergang.

In unserer hobbythek-Diät variieren wir Tag für Tag das Kalorienangebot. Diese Idee basiert auf der Intervalldiät nach Professor Katahn. Die wechselnde Energiezufuhr wirkt einem Gewöhnungsmechanismus des Stoffwechsels entgegen. Auf diese Weise kann der Jo-Jo-Effekt ausgebremst werden (s. S. 96f.). Wenn die Diät von einem regelmäßigen sportlichen Training begleitet wird, stehen die Chancen, das verlorene Gewicht langfristig zu halten, ausgesprochen gut.

Eine weitere Besonderheit unserer hobbythek-Diät besteht in dem reichen Ballaststoff-Angebot. Ballaststoffe haben neben etlichen, an anderer Stelle bereits beschriebenen, gesundheitlichen Effekten eine sehr gute Sättigungswirkung (s. S. 44f.). Somit helfen sie beim Durchhalten.

Die ersten drei Tage haben wir für Frauen einen Plan mit je 700 kcal, für Männer mit 1000 kcal entwickelt. Es folgen vier Tage mit 1000 kcal für Frauen und 1200 kcal für Männer. Danach dürfen Frauen immerhin 1200 kcal und Männer 1500 kcal zu sich nehmen.

Wir beginnen an einem Freitag, denn so haben Sie die besonders kalorienreduzierten ersten drei Tagen am Montagmorgen bereits hinter sich. Am Wochenende können Sie sich dann eine Extraportion Entspannung gönnen, um durchzuhalten.

Sollte zwischendurch der Magen knurren, sind Rohkost-Knabbereien wie Möhren, Gurken, Radieschen etc. stets und in unbegrenzter Menge erlaubt.

Mit unserer hobbythek-Diät können Sie etwa ein Kilo pro Woche abspecken.

Aller Anfang ist schwer

Nun gilt es tatsächlich, der eigenen Wohlfühlfigur näher zu kommen. Wenn Sie das Kapitel „Gute Vorbereitung ist alles" (s. S. 69f.) gelesen haben, wissen Sie vermutlich schon, bei welchen Gelegenheiten Sie in welche Ernährungsfallen tappen. Auch hat sich Ihr Organismus durch Apfelpekt bereits auf eine höhere Ballaststoffzufuhr eingestimmt. Also kann doch eigentlich kaum noch etwas schief gehen. Sollten Sie einmal „sündigen", brechen Sie nicht sofort das ganze Unternehmen ab, sondern machen Sie einfach weiter.

Um genügend Flüssigkeit aufzunehmen, empfiehlt es sich, bereits am Morgen eine große Kanne Tee pro Person zu kochen. So lässt sich gut überblicken, ob jeder tatsächlich genug trinkt. Mineralwasser soll außerdem in unbegrenzter Menge konsumiert werden. Wie gesagt: Zwei bis drei Liter Flüssigkeit sind ideal! Viele Kräutertees, etwa Rooibos oder Minze, schmecken auch kalt, z. B. verdünnt mit Fruchtsäften – gerade im Sommer. Außerdem sollten Sie sich eine gehörige Menge des hobbythek-Apfelpekt-Getränks anmischen, damit Sie dieses immer parat haben: 1 EL Apfelpekt mit 0,2 l Wasser anrühren, bis es sich gelöst hat. Wem der Sinn nach einer sättigenden Zwischenmahlzeit steht, kann das Pulver genauso gut mit weniger Wasser als Mus zubereiten. Auf jeden Fall sollten Sie eine halbe Stunde vor dem Mittag- und vor dem Abendessen etwa neun Esslöffel davon zu sich nehmen.

Freitag

Frühstück:

1	Scheibe getoastetes Vollkornbrot
1	Scheibe fettreduzierter Käse (30 % Fett)
2	Tassen Tee oder Light-Getränke

Mittag:

300 g	Pellkartoffeln
200 g	Rosenkohl, gedünstet
10 g	Butter (etwa 1 TL)
	Salz

Abend:

2	Scheiben Vollkornbrot
4	EL Magerquark mit etwas Milch verrührt
	reichlich Schnittlauch
	Salz und Pfeffer

Samstag

Frühstück:

1	Vollkornbrötchen
1	weich gekochtes Ei
	Pfeffer und Salz
2	Tassen Tee

Mittag:

Vorspeise:

300 g	Spargel mit Vinaigrette aus:
1 TL	Essig
1 EL	Färber-Distelöl
2 EL	Spargelwasser
	Salz, Pfeffer, Petersilie

Hauptgericht:

200 g	Pellkartoffeln
100 g	Magerquark, angerührt mit gemischten Kräutern

Abend: Möhren-Apfel-Frischkost

1	Möhre und
1	kleinen Apfel waschen, schälen und raspeln
1 TL	Rosinen hinzugeben
2 EL	Joghurt (mit Zitronensaft zu einem Dressing verrühren)
1	Scheibe Vollkornbrot
2	Tomaten
	Pfeffer, Salz

Sonntag

Frühstück:

1	Vollkornbrötchen, nicht belegt, und
2	Tassen Tee

Mittag: Putengeschnetzeltes fernöstlich

100 g	Putenschnitzel
1/2	Tasse Sojasauce
1	Knoblauchzehe
	etwas Cayennepfeffer
300 g	rote Paprika
100 g	Sojasprossen (oder Mungobohnen)
1 EL	Distelöl

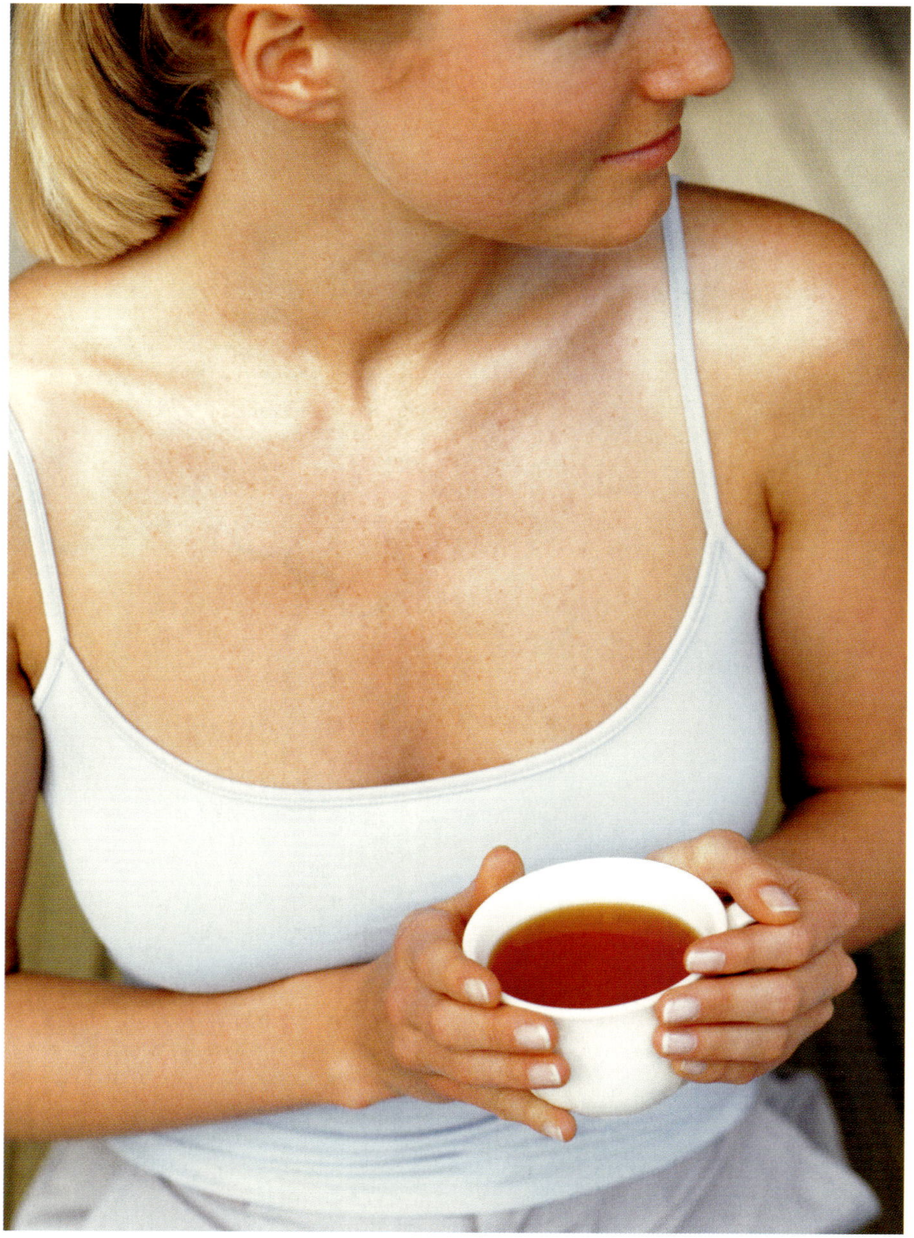

Das Fleisch etwa eine Stunde in Sojasauce, Knoblauch und Cayennepfeffer marinieren. Paprika in Streifen schneiden und in etwas Wasser dünsten, die Sojasprossen oder Mungobohnen hinzufügen. Fleisch im Öl anbraten, samt der restlichen Marinade unter das Gemüse mischen und noch etwas garen lassen.

Abend: Spargelsuppe

200 g	Spargel
200 ml	Wasser
	etwas fettarme Milch
	Bindix ht
	Salz, Pfeffer
	Petersilie
1	Scheibe Vollkornbrot

Spargel klein schneiden und in dem Wasser dünsten, etwas Milch hinzufügen, mit Bindix ht binden, mit Salz und Pfeffer würzen. Dazu schmeckt Brot besonders gut.

Am Sonntag ist die Energiezufuhr besonders niedrig, weil gerade Berufstätige sich an diesem Tag am besten darauf einstellen und sich besonders viel Entspannung gönnen können, z. B. in Form eines Waldspaziergangs oder eines herrlich duftenden Wannenbads.
Ab Montag gibt es dann bedeutend mehr zu essen!

Zu jedem Frühstück sollten Sie zwei Tassen Tee trinken und auch über den Tag immer etwas bereitstehen haben, um regelmäßig davon zu trinken.

Montag

Frühstück:

- 1 Scheibe Vollkornbrot
- 1 Scheibe magerer Käse (30 % Fett)
- 2 Tassen Tee

Zwischenmahlzeit:

- 1 Ballaststoffbrödli (s. S. 84)
- 2 Tassen Tee

Mittag:

Vorspeise:

- Gemischter Salat, beliebige Menge (Eisberg, Kopfsalat, Tomaten etc.)
- 125 g fettarmer Joghurt
- 1/2 EL Zitronensaft
- 1 Schalotte
- 1–2 Tbl. Lightsüß ht

Aus Joghurt, Zitronensaft, der fein geschnittenen Schalotte und Lightsüß ein Dressing für den Salat bereiten. Kurz vor dem Servieren anmachen.

Hauptgericht: Sauerkraut mit Kassler

- 1/2 l Wasser
- 2 Wacholderbeeren
- 1 Lorbeerblatt
- Salz
- Zucker
- 1 mageres Kassler Kotelett (150 g)
- 300 g Sauerkraut

Das Wasser mit Wacholderbeeren, Lorbeerblatt, Salz und Zucker aufkochen und das Fleisch zehn Minuten darin köcheln lassen. Dann das Sauerkraut hinzufügen und zehn Minuten ziehen lassen.

Zwischenmahlzeit:

- 1 Ballaststoffbrödli (s. S. 84)
- 1–2 Tassen Matetee

Abend:

- 1 Scheibe Vollkornbrot
- 1 Scheibe Käse (30 % Fett i. Tr.)
- 2 Tomaten

Brot mit Tomaten belegen, salzen und pfeffern, mit der Käsescheibe im Ofen überbacken. Dazu zwei Tassen Tee trinken.

Dienstag

Frühstück:

- 1 Scheibe Vollkornbrot
- 1 kleine Banane
- 2 Tassen Tee

Zwischenmahlzeit:

- 1 Ballaststoffbrödli (s. S. 84)

Mittag: Chinakohl-Eintopf mit Würstchen

- 400 g Chinakohl
- 2 Kartoffeln
- 1/2 l Hefebrühe
- Kümmel
- Salz
- Pfeffer
- 1 Paar Wiener Würstchen

Den Kohl putzen, klein schneiden und inklusive der Strünke blanchieren. Das erste Kochwasser weggießen und den Kohl zusammen mit zwei geschälten und in Scheiben geschnittenen Kartoffeln in Hefebrühe garen. Mit Kümmel, Salz und Pfeffer abschmecken. Zum Schluss die Wiener Würstchen hinzugeben und erhitzen. Zum Nachtisch ein Apfel.

Zwischenmahlzeit:

- 1 Ballaststoffbrödli (s. S. 84)
- 1 Tasse Matetee

Abend: Tomatensalat mit Zwiebeln und Thousand-Island-Dressing

- 1 kleine Zwiebel
- 1 EL Salatmayonnaise
- 2 EL Joghurt
- 2 EL Ketchup
- Salz
- Pfeffer
- 400 g Tomaten
- 1 Scheibe Vollkornbrot

Zwiebel würfeln. Das Dressing aus Mayonnaise, Joghurt, Salz, Pfeffer und Ketchup anrühren. Tomaten in Scheiben schneiden. Für den Tomatensalat nur die Hälfte des Dressings verwenden. Die andere wird im Kühlschrank für Mittwochabend aufgehoben. Das Brot zum Salat essen. Dazu 2 Tassen Tee.

Mittwoch

Frühstück:

1	Radieschen
	Schnittlauch
1	Scheibe Vollkornbrot
1	Ei

Das klein geschnittene Radieschen mit Schnittlauchröllchen dient als Brotbelag. Das Ei kochen und zum Radieschenbrot essen. Dazu 2 Tassen Tee trinken.

Zwischenmahlzeit:

1	Ballaststoffbrödli (s. S. 84)
1	Tasse Matetee

Mittag:

500 g	Pilze (z. B. Austernpilze, Champignons oder Shiitake)
1 EL	Öl
	Salz, Pfeffer
50 g	Reis
	glatte Petersilie
2	Tassen Tee

Pilze putzen und mit dem Öl in einer beschichteten Pfanne braten, mit Salz und Pfeffer abschmecken und 300 g davon unter den gekochten Reis mischen. Mit der Petersilie bestreuen. Der Rest der Pilze wird im Kühlschrank für den nächsten Tag aufbewahrt.

Zwischenmahlzeit:

1	Ballaststoffbrödli (s. S. 84)
1	Tasse Matetee

Abend: Putenbrust mit Thousand-Island-Dressing

1	mittelgroße Gewürzgurke
1	Scheibe Vollkornbrot
100 g	Putenbrust-Aufschnitt

Die gewürfelte Gurke in das Dressing vom Vorabend geben. Brot mit Putenaufschnitt dazu essen. Dazu 2 Tassen Tee.

Donnerstag

Frühstück:

1	Vollkornbrötchen
1	Scheibe Corned Beef
2	Tassen Tee

Zwischenmahlzeit:

1	Ballaststoffbrödli (s. S. 84)
1	Tasse Tee

Mittag: Möhren-Zucchini-Gemüse

150 g	Möhren
150 g	Zucchini
150 g	Kartoffeln
1/2 l	Hefebrühe
1 TL	Butter
	Salz, Pfeffer
	glatte Petersilie

Das Gemüse waschen, putzen und in wenig Hefebrühe gar dünsten. Die Butter unterziehen, mit Salz und Pfeffer abschmecken und mit Petersilie bestreuen. Zum Nachtisch eine Apfelsine. Dazu 2 Tassen Rooibos-Tee trinken.

Zwischenmahlzeit:

1	Ballaststoffbrödli (s. S. 84)
2	Tassen Tee

Abend: Gebundene Pilzsuppe

1	Zwiebel
1 TL	Butter
200 g	Pilze (Rest vom Vortag)
2	Tassen klare Hefebrühe
1/2	Tasse Milch
	Bindix ht
	Petersilie
1	Scheibe Vollkornbrot
1	Tomate
	Schnittlauch

Die Zwiebel klein hacken und in der Butter dünsten, die Pilze vom Vortag und die Hefebrühe zugeben, 15 Minuten köcheln lassen, die Milch zufügen und mit Bindix ht binden. Mit gehackter Petersilie bestreuen. Dazu gibt es eine Scheibe Vollkornbrot mit Tomate und Schnittlauch. Außerdem 2 Tassen Tee.

Für alle Zeiten gut in Form – Essen mit Lust und Liebe

Der lang ersehnte Zeitpunkt ist gekommen: Der Hosenbund kneift nicht mehr – ganz im Gegenteil: Die alten Sachen schlottern sogar! Ein paar neue Kleidungsstücke sind angeschafft. Sie kommen nicht mehr so schnell aus der Puste und fühlen sich, als könnten Sie Bäume ausreißen. Stolz auf sich sind Sie sowieso, denn Sie haben Ihr Wohlfühlgewicht erreicht.

So weit, so gut. Doch jetzt beginnt die eigentliche Kunst! Denn bei vielen „Diät-Absolventen" gehen ein paar Wochen ins Land, und neue Kilos setzen sich auf der Hüfte ab. Der alte Schlendrian hat sie wieder. Das ist frustrierend. Jetzt sollten sie moderne ernährungswissenschaftliche Strategien für das Projekt „Wohlfühlgewicht ein Leben lang" nutzen. Wer sich auf Dauer in seiner „neuen" Haut wohl fühlen will, kann die Gelegenheit beim Schopf packen und alte Verhaltensmuster über Bord werfen, die zu den vielen Kilos führten. Denn für Übergewicht gibt es immer ein ganzes Bündel an Ursachen. Stures Kalorienzählen bringt dabei allerdings kaum etwas. Auf Dauer ist eine Umstellung der Ernährungsgewohnheiten gefragt.

Ohne Verzicht können Sie dann einer neuen, figurfreundlicheren Lebensweise frönen.

Das Gewicht zu halten heißt z. B. auch, ein neues, sensibleres Körpergefühl zu entwickeln, auf körperliche Signale wie Sättigung und Müdigkeit stärker zu hören.

Denn unser Organismus ist ein hochintelligentes System. Durch ein Gefühl von Sättigung gibt er uns zu verstehen, dass es nun genug ist. Nur braucht es eine gewisse Zeit, bis wir das Signal „satt" spüren. Wer sein Essen allzu hastig in sich hineinschlingt, überhört es schnell.

Überhaupt ist es gut, mit dem Essen aufzuhören, bevor man pappsatt ist. Denn an diesem Punkt hat man längst viel zu viel des Guten getan. Schon darum macht es Sinn, langsamer und aufmerksamer zu essen. So lässt sich auch die besondere geschmackliche Vielfalt einer jeden Speise besser wahrnehmen – Essen wird zu einer wesentlich befriedigenderen Angelegenheit. Und genau das macht doch den Feinschmecker aus.

Dass Dicke beileibe nicht die größeren Gourmets sind, brachte jetzt eine Untersuchung des Deutschen Instituts für

Pro Wohlfühlgewicht	**Kontra Wohlfühlgewicht**
Essen mit Genuss und Muße	Askese und Verzicht
Viel Grünzeug (z. B. mediterrane Küche)	Zu viel Fett
Essen bis zum ersten Sattsein	Weiteressen, obwohl man satt ist
Viel Bewegung	Leben à la Churchill („No sports")
Entspannung im Alltag	Essen zum Stressabbau

Eckpfeiler „schlanken" Verhaltens

Ernährungsforschung ans Licht. In dem Projekt wurden sowohl Über- als auch Normalgewichtige gegenüber ihren Geschmacksempfindungen süß, sauer, salzig und bitter getestet. Die mit mehr Speck auf den Hüften waren weniger in der Lage, die sensorischen Qualitäten richtig einzuordnen.
Diese Sinne jetzt mit dem neu erlangten Wohlfühlgewicht zu schärfen kann die im Alltag erstarrte Routine lockern: Neue Kräuter, Gewürze und Rezepte auszuprobieren, den Tisch schön decken, für eine entspannte Atmosphäre sorgen – das macht jede Mahlzeit zu einer kleinen Oase in der Hektik des Alltags.

Zudem gilt es, das neue Wissen über gesundes Essen praktisch umzusetzen (s. Kapitel „Schlemmen wie im sonnigen Süden", S. 97f.). Dabei sollten Sie sich jedoch keine rigiden Zwänge auferlegen. Denn das wäre auf Dauer kontraproduktiv. Leibspeisen müssen Sie sich nicht permanent verkneifen, selbst wenn es sich um die größten Kalorienhämmer handelt. Nur sollte das „Konto der Esssünden" nicht zu sehr überzogen werden – die Bilanz muss unterm Strich stimmen. Zur Erinnerung: Wer mehr Kalorien aufnimmt, als der Körper verbrennt, nimmt zu. Wer also zusätzlich 7000 kcal aufnimmt, nimmt etwa 1 kg Körpergewicht zu. Aber die „Sünden" vom Wochenende oder von einem Fest können vorher oder nachher ausgeglichen werden – z. B. durch einen Fastentag. Eine weitere Möglichkeit: In der Folgewoche das Abendessen weglassen, was ohnehin nach neuesten wissenschaftlichen Erkenntnissen ein wahrer Jungbrunnen sein soll.

Diner-Cancelling – das Abendessen überlasse deinen Feinden
Schon die traditionelle chinesische Medizin wusste vor 3000 Jahren um die Vorteile des abendlichen Fastens und prägte den Spruch: „Das Abendessen überlasse deinen Feinden." Für die schlanke Linie und die Entlastung des Stoffwechsels ist das ohnehin eine gute Maßnahme. Ab 17 Uhr sollte demnach nichts mehr gegessen werden. Kräutertee und Wasser dürfen hingegen beliebig getrunken werden. Wen der Hunger vor dem Zubettgehen zu sehr plagt, darf auch ein Stückchen Schokolade knabbern oder einen Teelöffel Honig in den Tee rühren. Anti-Aging-Forscher, die sich mit der Frage beschäftigen, wie wir länger jung bleiben können, haben sogar herausgefunden, dass Diner-Cancelling noch andere positive Wirkungen entfaltet. Wachstumshormone, die auch bei Reparaturmechanismen z. B. der Haut mitwirken, werden in höherem Maße freigesetzt; eine kalorienreiche Abendmahlzeit verhindert dagegen deren Bildung. Vorstufen von Krebszellen, wie sie in jedem Körper entstehen, werden leichter vernichtet. Ein leerer Magen regt außerdem die Bildung eines weiteren wichtigen Hormons an: das *Melatonin*, das u. a. für erholsamen Schlaf sorgt. Es reicht übrigens, an zwei Abenden in der Woche zu fasten.

Wer genau wissen möchte, ob seine Ernährung tatsächlich modernen Erkenntnissen entspricht und Gewicht und Gesundheit bewahrt, findet im Internet einen leicht zu handhabenden „Ernährungs-Kurzcheck", entwickelt von Professor Joachim Westenhöfer.
Mehr Informationen dazu finden Sie im Internet unter:
www.lebe-programm.de/kurzcheck/checklist.html

Den Jo-Jo-Effekt austricksen

Wenn Ihre Kilos durch unsere hobbythek-Diät geschwunden sind, haben Sie ohnehin schon etwas gegen den Jo-Jo-Effekt getan, weil die Diät nicht auf konstant niedriger Kalorienzufuhr basiert. Das Auf und Ab unseres Stoffwechsels stellt von Natur aus eine sinnvolle Schutzmaß-

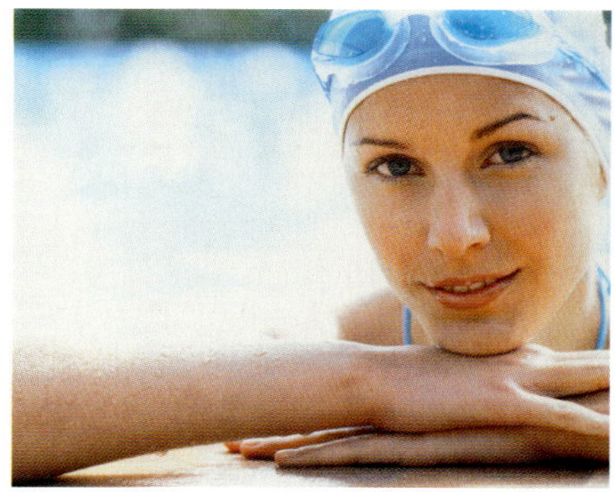

Machen Sie Bewegung, z. B. Schwimmen, zum festen Bestandteil Ihres Alltags. Das trägt am besten dazu bei, auf Dauer schlank zu bleiben.

nahme dar, die uns auch in Notzeiten mit einem geringeren Nahrungsangebot überleben lässt. So gesehen kann sogar ein richtiger Schlemmertag nach geglückter Diät dazu beitragen, den Jo-Jo-Effekt auszutricksen. Der Körper gewöhnt sich auf diese Weise nicht so leicht an das „Essen auf Sparflamme". Wenn das lukullische „Über-die-Stränge-Schlagen" nicht zum Dauerzustand wird, sondern nur ab und zu, etwa an ein bis zwei Tagen pro Woche, stattfindet, wird die Linie es nicht übel nehmen. Vor allem dann nicht, wenn man sich ausreichend bewegt. Der Stoffwechsel arbeitet noch zehn Stunden danach unter Volldampf – wir können also mehr essen, ohne zuzunehmen (wenn wir es nicht übertreiben). Durch Sport reguliert sich interessanterweise bei vielen Menschen sogar der Appetit. Die Lust auf fette Speisen nimmt häufig ab, und der Zeitpunkt der eigenen Sättigung wird durch ein besseres Körpergefühl leichter erkannt.

Der Seele Nahrung geben

Für unsere seelischen Bedürfnisse bleibt in unserer schnelllebigen Zeit oft wenig Platz. Manchmal merken wir das vor lauter Funktionieren selbst nicht mehr so genau. In dem Roman „Die Entdeckung der Langsamkeit" von Sten Nadolny gibt es eine sehr schöne Stelle dazu: Indianer begleiten Weiße auf einer langen und mühseligen Wanderung. An jeder Biegung des Flusses bleiben sie kurz stehen und weigern sich weiterzugehen, mit der Begründung, sie müssten hier auf ihre Seele warten. Wenn es zu schnell ginge, würden sie diese verlieren.
Und genau das passiert so leicht in unserer modernen Zivilisation mit ihren eng getakteten Terminplänen.
Es lohnt sich also, bewusst gegenzusteuern, sich kleine Inseln zu schaffen, um die Seele baumeln zu lassen. Es gibt viele Wege, das zu tun. Für den einen ist es das Im-Garten-Herumbuddeln, der Nächste braucht eine rasante Motorradspritztour, wieder ein anderer will wirklich absolut gar nichts tun, außer vielleicht Wolken am Himmel zählen.
Entscheidend ist das innere Abschalten von allen Belastungen und das „Zu-sich-Finden". Wer dies lieber mit anderen zusammen machen möchte, findet heute an Volkshochschulen und ähnlichen Einrichtungen ein riesiges Angebot an Kursen, die verschiedene Entspannungstechniken lehren. Tai Chi Chuan etwa, eine fernöstliche Bewegungsform, arbeitet mit Konzentrations-, Entspannungs- und Atemübungen. Regelmäßiges Üben führt zu Stressreduktion und mehr innerer Ruhe. Wenn Sie ein so genannter **Stress-Esser** sind, wirkt sich dies höchstwahrscheinlich auch positiv auf Ihre Figur aus. Menschen mit dieser Veranlagung futtern besonders viel, wenn der äußere Druck hoch ist, oftmals gerade am Abend, nach der Arbeit. Die Lean-Habits-Studie (s. S. 22, 70) hat deutlich ergeben, dass das Gewicht leichter zu halten ist, wenn im Alltag genügend Platz für Entspannung bleibt.

Schlemmen wie im sonnigen Süden

Die mediterrane Kost versöhnt Liebhaber guter Küche und Figurbewusste. Ernährungswissenschaftler schwärmen seit langem von den vielen Pluspunkten der südländischen Küche für unsere Gesundheit. Knackiges Gemüse, gefäßgesundes Olivenöl sowie viel frisches Obst lassen sich ohne viel Aufwand in schmackhafte Gerichte verwandeln. Diese liefern sämtliche Vitalstoffe – Vitamine, Mineralien und sekundäre Pflanzenstoffe. Tomaten, Auberginen und Paprika sind besonders

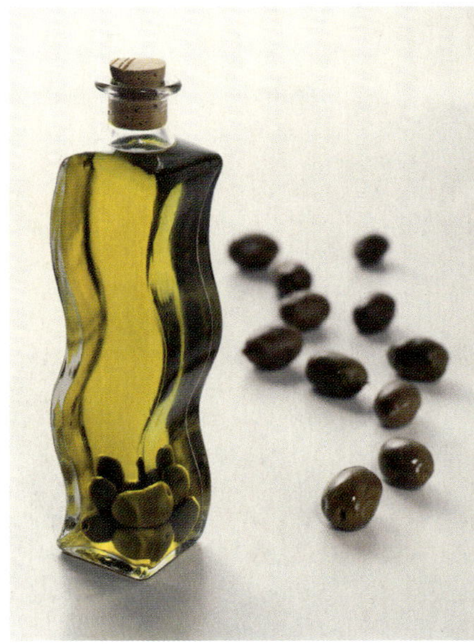

Olivenöl gibt der mediterranen Küche das besondere Aroma.

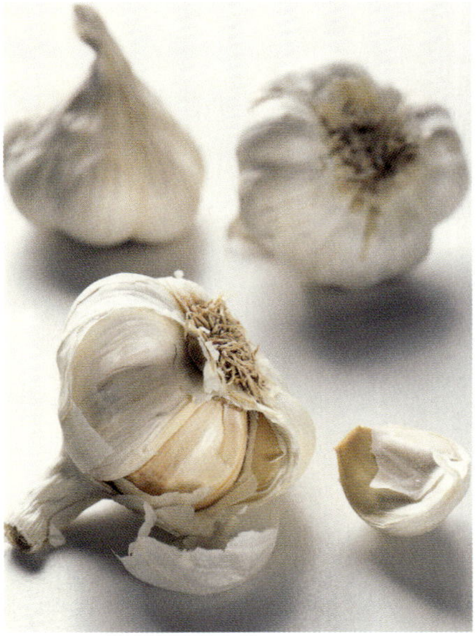

Schützt nicht nur vor Vampiren, sondern auch die Gesundheit und gibt den besonderen Geschmack – der Knoblauch.

Knoblauch – schützt nicht nur vor Vampiren
Dass diese Knolle vor Vampiren schützt, ist wissenschaftlich leider nicht erwiesen. Wohl aber ihre keimtötende Wirkung auf Bakterien, Viren und Pilze. Knoblauch ist deshalb ein natürliches Antibiotikum. Dieser gesundheitsfördernde Effekt ist auf einen ganz speziellen Inhaltsstoff zurückzuführen: das Allicin. Bei zu starkem Erhitzen geht diese Eigenschaft allerdings verloren. Daher sollten die Zehen einem Gericht immer erst kurz vor Ende der Zubereitung zugegeben werden. Auch gegen freie Radikale soll Knoblauch wirken und möglicherweise sogar vor Krebs schützen.

häufig verwendete Gemüsesorten. Über die Besonderheiten der Tomate, von den Italienern *pomodoro* („Goldäpfelchen") genannt, haben wir schon geschrieben (s. S. 60f.).
Auch der Paprika hat seine eigenen Qualitäten: Er ist der reichhaltigste Vitamin-C-Spender unter den verschiedenen Gemüsearten. Dabei sollten Sie unbedingt die gelben, roten und orangefarbigen Früchte bevorzugen, denn ihr Anteil an Vitaminen, Carotinoiden und Flavonoiden mit ihrem antioxidativen Potenzial ist am höchsten.
Brot, Teigwaren, Hülsenfrüchte und Nüsse finden in der südlichen Küche ebenso häufig Verwendung. Meeresfisch wird oft serviert, häufig Geflügelfleisch – weil es leichter verdaulich ist als andere Fleischsorten. Als wichtiges „Gewürz" gehört auch der Knoblauch unbedingt dazu.
Eine Portion Urlaubsstimmung gibt es bei mediterranen Köstlichkeiten in heimischen Gefilden gratis dazu. Sie fördern damit Mahlzeiten in Entspannung und Muße. Die Chancen, sein Wohlfühlgewicht mit dieser Kost zu halten, stehen also in jeder Hinsicht ausgesprochen gut.
Auch dem Glas Rotwein dazu muss nicht abgeschworen werden. Diskutiert werden die gefäßschützenden Wirkungen des im Talmud als „älteste Medizin" bezeichneten Getränks. Ein darin enthaltener Stoff, das so genannte *Procyanidin*, schützt vermutlich das LDP-Cholesterin noch wesentlich stärker vor der Oxidation als Vitamin E. Wissenschaftlich bewiesen ist diese Theorie jedoch nicht. Größere Mengen Rotwein schaden hingegen aufgrund des Alkoholgehalts dem Organismus. Als gesundheitlich akzeptable Menge werden für Frauen 10 g, für Männer 12 g Alkohol pro Tag angesehen. 20 g Alkohol entsprechen 1/2 l Bier bzw. 1/4 l Wein.

Olivenöl: goldwert, gesund und gut

„Ein Geschenk der Götter" – so nennen Südländer ihr Olivenöl –, und die moderne Ernährungswissenschaft gibt ihnen Recht. Durch seine spezielle Zusammensetzung (78 % einfach und 12 % mehrfach ungesättigte Fettsäuren) bringt es gesundheitliche und sogar küchentechnische Vorteile: Es senkt das „böse" und erhöht das „gute" Cholesterin. Der Inhaltsstoff *Oleuropein* senkt den Blutdruck, indem er die Arterien weitet, und es besitzt eine Menge Vitamin E. Es ist besonders lange haltbar und verändert sein Fettsäuremuster beim Erhitzen weniger als andere Öle. Achten Sie beim Einkauf darauf, dass jedes Olivenölgebinde mit einer EG-Kontrollnummer bzw. der Chiffre einer EG-Kontrollstelle (z. B. DE-003 Öko-Kontrollstelle) versehen ist. Es gibt drei Güteklassen, die sich durch ihren Anteil an freien Fettsäuren unterscheiden.

Mediterrane Rezepte

Olivenöl-Kartoffeln

(Für vier Personen)

1,2 kg fest kochende Kartoffeln
ein paar Zweige Oregano, Rosmarin, Lavendel, Thymian, Salbei
6 EL Olivenöl Extra
schwarzer Pfeffer, grob gemahlen
Salz

Die Kartoffeln gründlich waschen und mit Küchenkrepp trocknen. Längs halbieren und mit der aufgeschnittenen Seite nach oben auf ein geöltes Backblech setzen. Die Kräuter auf die Schnittflächen streuen und mit dem Olivenöl beträufeln. Mit Pfeffer und Salz würzen, bei 200 °C etwa 45 Minuten backen.
Dazu passt ein riesiger gemischter Salatteller und italienisches Weißbrot.

Gefüllte Paprikaschoten

(Für vier Personen)

4 Paprikaschoten
50 g Reis (ital. Rundkornqualität)
1 Zwiebel
1 Knoblauchzehe
250 g Zucchini
100 g Schafskäse
1 Ei
3 EL Magermilch
2 EL Olivenöl
1 kleine Dose Tomaten
2 TL getrockneter Oregano
Salz
Pfeffer

Güteklassen des Olivenöls

1	Natives Olivenöl Extra	0,8 g/100 g Fettsäuren
2	Natives Olivenöl	2g/100 g Fettsäuren
3	Standard Olivenöl	1,5 g/100 g Fettsäure (z. T. chemisch nachbehandelt)

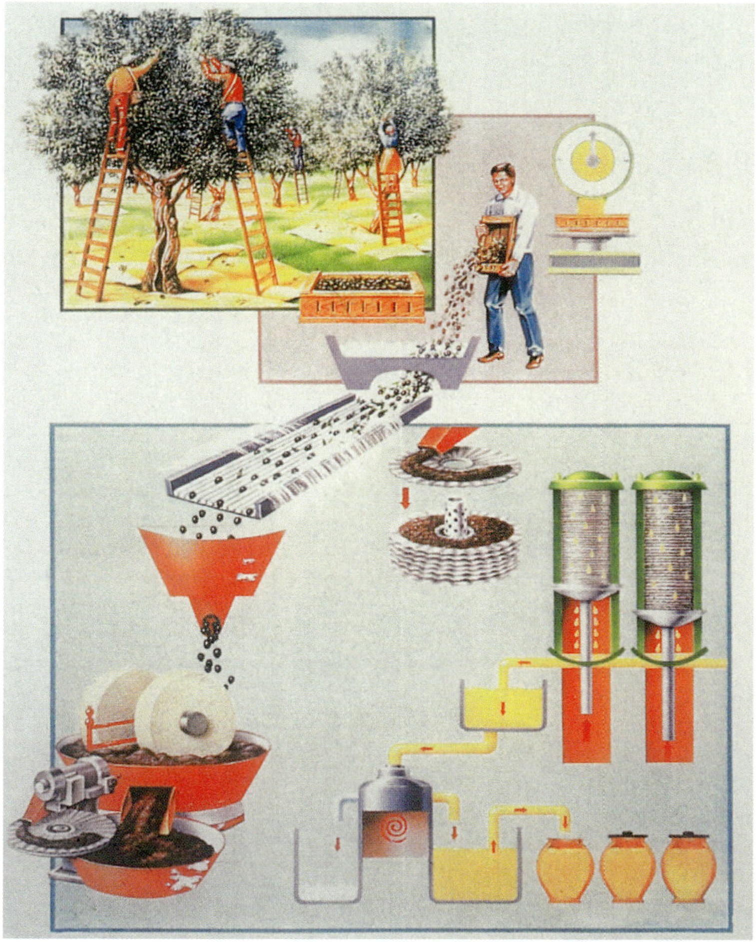

Ernte und Pressung von Oliven.

Paprikaschoten waschen, putzen und halbieren. Reis für die Füllung 20 Minuten kochen. Zwiebel und Knoblauch fein würfeln, Zucchini waschen, putzen und würfeln, Schafskäse würfeln. Alles mit Ei und der Milch zum Reis geben, würzen und vermengen. Paprika damit füllen. Im Olivenöl in einer großen beschichteten Pfanne ca. 5 Minuten andünsten. Tomaten mit Flüssigkeit hinzugeben und 30 bis 40 Minuten garen. Mit Oregano, Salz und Pfeffer würzen. Dazu passt Ciabatta, italienisches Weißbrot.

Provenzalisches Putenragout

(Für vier Personen)

800 g	Putenoberkeule (ohne Knochen)
500 g	Zucchini
400 g	Auberginen
500 g	Tomaten
	eine Hand voll schwarze Oliven
3 EL	Olivenöl
	Salz, Pfeffer
2 TL	getrockneter Rosmarin
1/8 l	Rotwein
1	Knoblauchzehe
1/2	Bund Thymian

Putenfleisch abspülen, trocken tupfen. Die Haut entfernen und das Fleisch würfeln. Zucchini und Auberginen putzen, waschen und klein schneiden. Tomaten brühen, häuten und entkernen. Oliven entkernen. Fleisch im heißen Öl anbraten. Zucchini und Auberginen zugeben und mit Salz, Pfeffer und Rosmarin würzen. Wein angießen und zugedeckt 30 Minuten schmoren lassen. Tomaten die letzten zehn Minuten mitgaren. Knoblauch abziehen, pressen und dazugeben. Thymian zum Schluss hinzufügen. Dazu Baguette servieren.

Zucchine ripiene (Gefüllte Zucchini)

(Für vier Personen)

4	mittelgroße Zucchini
300 g	Blattspinat (auch tiefgekühlt)
3	Eigelb
250 g	Ricotta fresca (italienischer Frischkäse)
60 g	frisch geriebener Parmesan
2 TL	Basilikumöl
	Pfeffer
	Salz

Zucchini waschen, putzen und längs halbieren. Das Innere mit einem Löffel herausschaben, dabei einen ca. 1,5 cm breiten Rand lassen. Das Zucchinifleisch fein hacken. Zucchinihälften dritteln und in kräftig gesalzenem Wasser ca. drei Minuten garen. Herausnehmen und abkühlen lassen.
Spinat grob hacken, mit Eigelb, Zucchinifleisch, Ricotta, Parmesan und Basilikumöl mischen und würzen. Füllung in den Zucchinihälften verteilen, Oberfläche glatt streichen. Auf ein mit Backpapier ausgelegtes Backblech setzen und im Backofen bei 200 °C ca. 20 Minuten backen.

Gazpacho – kalte spanische Gemüsesuppe

(Für vier Personen)

3	Scheiben Weißbrot
2	rote Paprikaschoten
1/2	Salatgurke
500 g	reife Tomaten
1	Zwiebel
2	Knoblauchzehen
1/2 l	Tomatensaft
2 EL	Olivenöl
	Salz
	Pfeffer, frisch gemahlen
100 g	schwarze Oliven, ohne Stein

Zwei Scheiben Weißbrot 15 Minuten in kaltem Wasser einweichen. Paprikaschoten putzen und eine beiseite legen. Die andere Schote grob würfeln. Gurke schälen, längs halbieren. Eine Hälfte beiseite legen, den Rest grob zerkleinern. Tomaten überbrühen, häuten und vierteln. Zwiebel und Knoblauch abziehen, Zwiebel vierteln, Brot ausdrücken, zusammen mit dem Tomatensaft pürieren. Paprika-, Gurken- und Zwiebelstücke, Tomaten und Knoblauch zugeben und ebenfalls pürieren. Olivenöl unterrühren und alles mit Salz und Pfeffer abschmecken. Oliven, restliche Paprika und Gurke fein würfeln. Restliches Weißbrot würfeln und in einer Pfanne ohne Fett rösten. Gemüse- und Brotwürfel kurz vor dem Servieren auf die Suppe streuen.

Crostini mit Tomaten

(Für zwölf Scheiben)

500 g	Tomaten
3	Knoblauchzehen

1 Bund	Lauchzwiebeln
2 EL	kalt gepresstes Olivenöl
1	Bund Thymian
1	Baguette oder italienisches Fladenbrot
	Salz
	Pfeffer

Tomaten nach Überbrühen häuten, entkernen und in Würfel schneiden. Knoblauch abziehen, zwei Zehen zu den Tomaten pressen. Lauchzwiebeln putzen, waschen und in Ringe schneiden. Olivenöl, Tomaten und Thymian unter die Tomaten rühren. Brot in Scheiben schneiden, mit Knoblauch einreiben, auf ein Backblech legen, mit Olivenöl beträufeln. Im Backofen bei 200 °C 15 Minuten rösten. Sofort mit der Tomatenmasse bestreichen und mit Lauchzwiebelringen bestreuen. Mit Salz und Pfeffer würzen.

Mittelmeersalat

(Für vier Personen)

4	Tomaten
75 g	Champignons
1	Zucchini
300 ml	Gemüsebrühe
1	Zwiebel
1	Knoblauchzehe
60 ml	trockener Weißwein
	Saft von 1 Zitrone
1 EL	Apfelessig
2 TL	Tomatenmark
1 TL	Fenchelsamen
1 TL	Senfsaat
50 g	grüne Bohnen
	schwarzer Pfeffer, gemahlen
	Basilikumblätter

Tomaten überbrühen, schälen und hacken. Champignons in Stücke, Zucchini in Scheiben schneiden. Die Brühe in einem großen Topf erhitzen und die gehackte Zwiebel sowie Knoblauch darin drei bis vier Minuten kochen. Tomaten, Wein, Zitronensaft, Essig, Tomatenmark, Fenchelsamen und Senfsaat sowie das Gemüse dazugeben. Die Mischung zum Kochen bringen, dann die Hitze reduzieren und etwa 20 Minuten köcheln lassen. Mit Pfeffer abschmecken. Den Salat in eine Schüssel füllen, abdecken und etwa eine Stunde abkühlen lassen. Mit Basilikum garnieren und servieren.

Salat mit Auberginen, Walnüssen und Fenchel

(Für vier Personen)

1	Fenchelknolle
1	rote Zwiebel
1	Aubergine
1	Tomate
175 ml	Olivenöl
175 g	Walnüsse
1 EL	Rotweinessig
	Meersalz
	schwarzer Pfeffer
	Fenchel- und Basilikumblätter zum Garnieren

Fenchel in Scheiben, Zwiebel in Ringe schneiden, Aubergine würfeln. Tomate überbrühen, Haut abziehen und das Fleisch hacken. In einer Pfanne 3 EL Olivenöl erhitzen und Fenchel und Zwiebel darin fünf bis acht Minuten weich schmoren, aber nicht bräunen. Herausnehmen und in eine Schüssel geben. Zwei Esslöffel Öl in die Pfanne geben und die Walnüsse darin etwa zwei Minuten rösten, bis sie goldbraun und knusprig sind. Die Nüsse aus der Pfanne holen, auf Küchenpapier abtropfen lassen und in einer Schüssel mit Salz wenden. Abkühlen lassen. 4 El Öl in die Pfanne geben und die Auberginen darin bei Mittelhitze auf beiden Seiten schmoren, bis sie weich und goldbraun sind.
Aus der Pfanne nehmen und zu Fenchel und Zwiebeln geben. Das restliche Öl in die Pfanne gießen, Essig, Salz und Pfeffer hinzufügen. Unter Rühren erhitzen, bis das Dressing kocht, dann über das Gemüse geben. Leicht mischen. Etwa 15 Minuten abkühlen lassen. Den lauwarmen Salat mit Walnüssen, Tomate und Basilikum mischen und vollständig abkühlen lassen. Mit Fenchelblättchen und Basilikum garniert servieren.

Register

BEZUGSQUELLEN

ROMA & NATUR, 13507 Berlin, Am Borsigturm 2, B. u. W. König GbR, Tel. 030-43402270, Fax 030-43402271; 26789 Leer, Mühlenstr. 30, Volker Zarmebowiez, Tel. 0491-9921127; 45721 Haltern, Merschstr. 6, Gisela Reinke, Tel. 02364-929351.
BIOSHOP, 53840 Troisdorf, Kölner Str. 36a, Tel. 02241-978091, Fax 02203-593065.
*BRENNESSEL, 80799 München, Türkenstr. 60, Claudia Hölzer, Tel. 089-280303, Fax 089-2802049; 85354 Freising, Untere Heilig-Geist-Gasse 10, Tel. 08161-41999.
BRIGITTE-VERSAND H.D. Schmidt, 70893 Gerlingen, Alte Steige 2, Tel. 07156-22815, Fax 07156-1755319, E-Mail: info@brigitte-versand.de, www.brigitte-versand.de.
BUNTSPECHT, 48351 Everswinkel, Hovestr. 11, Tel. 02582-659333, Fax 02582-65422.
CALENDULA, 40217 Düsseldorf, Friedrichstr. 3, Tel. 0211-378655; 46539 Dinslaken, Sterkrader Str. 237, Tel. 02064-92739; 47051 Duisburg, Averdunckcentrum, Tel. 0203-284543.
*Fa. C & M DIE ÖKOTHEK, 73430 Aalen, Spitalstr. 14, Tel./Fax 07361-680176;
*COLETTE, 23552 Lübeck, Kapitelstr. 5, Tel. 0451-7070869.
*COLIMEX-ZENTRALE, 50996 Köln, Ringstr. 46, Tel. 0221-352072, Fax 0221-352071; Auslieferungsläden: 32312 Lübbecke, Lange Str. 1, Stern-Apotheke, Tel. 05741-7707, Fax 05741-310887; 33102 Paderborn, Bahnhofstr. 18, St.-Christophorus-Drogerie, Tel. 05251-105213, Fax 05251-105252; 38300 Wolfenbüttel, Lange Herzogstr. 13, Tel. 05331-298370, Fax 05331-298570; 42105 Wuppertal, Karlsplatz 3, In der Rathausgalerie, Tel./Fax 0202-443988; 42853 Remscheid, Alleestr. 74, Allee-Center, Tel./Fax 02191-927963; 50171 Kerpen, Philipp-Schneider-Str. 2-6, Kaufhalle-Center, Tel./Fax 02237-922352; 50226 Frechen, Hauptstr. 99-103, Marktpassage, Tel./Fax 02234-274770; 50354 Hürth, Theresienhöhe, EKZ-Hürth/Arkaden, Tel./Fax 02233-708538; 50667 Köln, Schildergasse, in „Emotions", Tel./Fax 0221-2580862; 50858 Köln-Weiden, Aachener Str. 1253, Rhein Center Köln-Weiden , Tel./Fax 02234-709266; 51373 Leverkusen, Friedrich-Ebert-Platz 9; 51465 Bergisch Gladbach, Richard-Zanders-Str., Kaufhalle, Tel./Fax 02202-43103; 51643 Gummersbach, Wilhelmstr. 7, Vollkorn Naturwarenhandel, Tel. 02261-64784; 52062 Aachen, „Lust for Life", Komphausbadstr. 10, Tel./Fax 0241-4013033; 53111 Bonn, Brüdergasse 4, Tel./Fax 0228-659698; 53721 Siegburg, Am Brauhof 4, Tel./Fax 02241-591160; 53797 Lohmar, Breidtersteegsmühle, Broich & Weber, Tel. 02246-4245, Fax 02246-16418; 56068 Koblenz, Hohenfelder Str. 22, Löhr-Center-Koblenz, Tel./Fax 0261-1004890; 57462 Olpe, Bruchstr. 13, Valentin-Apotheke, Tel./Fax 02761-5190; 63739 Aschaffenburg, Steingasse 37, Colimex/Cleopatra, Tel. 06021-26464; 94032 Passau, Am Schanzl 10, Turm-Apotheke, Tel. 0851-33377, Fax 0851-32109; 95444 Bayreuth, Luitpoldplatz 3, Ars Vivendi - Lebenskunst in der Schloßgalerie, Tel. 0921-5169302, Fax 0921-5169303.
*COSMEDA, 41460 Neuss, Neumarkt 4, Tel. 02131-277212; 46535 Dinslaken, Altmarkt 17, Tel. 02064-15178; 40668 Meerbusch, Gonellastr. 13, Tel. 02150-6625; 47495 Rheinberg, Römerstr. 16, Tel. 02843-6116; 47198 Duisburg, Augustastr. 31, Tel. 02066-55104.
*COSMETIX, 48143 Münster, Salzstr. 46b, Tel. 0251-44662.
*DUFT & SCHÖNHEIT, 80331 München, Sendlinger Str. 46, Tel. 089-2608259.
DUFTKÄNNCHEN Spinnrad-Partner; 45657 Recklinghausen, Münsterstr. 1a, Tel. 02361-16216.
HOBBY-KOSMETIK, 97456 Dittelbrunn, Erlenstr. 25, Tel. 09721-44190; 86150 Augsburg, Bahnhofstr. 6, Tel. 0821-155346, Fax 0821-513945.
*JANSON, Dr. Klaus Schop, 76133 Karlsruhe, Kaiserpassage 16, Tel. 0721-26410, Fax 0721-27780.
*KNACK-PUNKT, 73230 Kirchheim Teck, Alleenstr. 87, Susanne Rosenwirth, Tel. 07021-41726, Fax 07021-720675, E-Mail: info@knack-punkt.de; 27472 Cuxhaven, Präsident-Herwig-Str. 40, Tel. 04721-62820.
*KORNBLUME, 97440 Werneck/Zeuzleben, Zehntsr. 14, Tel. 09722-9480169, Fax 09722-6798; www.kornblume.biz.
*KOSMETIK-BAZARE: Interessengemeinschaft der Kosmetik-Bazare e.V., 30159 Hannover, Knochenhauer Str. 6, Tel. 0511-326236, Fax 05066-693505, E-Mail: Pelili@web.de; 31582 Nienburg, Leinstr. 22, Tel. 05021-12825, Fax 05021-600808; 31785 Hameln, Thiewall 4, Tel./Fax 05151-22576; 32257 Bünde, Bahnhofstr. 31, Tel. 05223-5133, Fax 05232-71219; 32756 Detmold, Paulinenstr. 9, Tel. 05231-39614, Fax 05231-39691; 33602 Bielefeld, Mercartorstr. 13-15, Tel. 0521-131008, Fax 05232-71219; 34414 Warburg, Hauptstr. 46, Tel. 05641-60467; 35037 Marburg, Augustinergasse, Tel. 06421-161363, Fax 0641-76450; 35390 Gießen, Frankfurter Str. 1, Tel. 0641-76979, Fax 0641-76450, E-Mail: mail@har-moni.de; 37073 Göttingen, Papendiek 31, Tel. 0551-5084800, Fax 0551-9995638, E-Mail: Kosmetik-Bazar-Göttingen@web.de; 37671 Höxter, Am Markt 2a, Tel. 05271-380095, Fax 05271-697196, E-Mail: info@kosmetik-bazar-hoexter.de, www.kosmetik-bazar-hoexter.de; 48431 Rheine, Marktstr. 14, Tel./Fax 05971-15421; 53721 Siegburg, Holzgasse 47, Tel./Fax 02241-590942; 59555 Lippstadt, Blumenstr. 1, Tel. 02941-78466, Fax 02947-5276; 63924 Kleinheubach, Dientzenhofer Str. 14, Tel. 09371-68861, Fax 09371-947640, E-Mail: Kosmetik-Bazar.Dauphin@t-online.de; 65183 Wiesbaden, Marktstr. 14, Tel. 0611-379370, Fax 06124-3329; 75172 Pforzheim, Bahnhofstr. 9, Tel. 07231-33254, Fax 07452-67025.

*KRÄUTERGARTEN, 80469 München, Pestalozzistr. 3, Romana Auth, Tel./Fax 089-23249802.
*KREATIV, 55595 Hargesheim, Schulstr. 3, Tel. 0671-32333.
LA VITA, 52428 Jülich, Marktstr./Ecke Große Rorstr.
LA VITA - Die grüne Drogerie, 84028 Landshut, Grasgasse 318, Tel./Fax 0871-24424.
LAVITA - Naturkosmetik & mehr, 45894 Gelsenkirchen-Buer, Blindestr. 3, Tel. 0209-1771080/81, Fax: 0209-1771082.
McQUEEN'S NATURSHOP, 22880 Wedel, Rosengarten 6b, Tel. 04103-14950, Fax 04103-97464, www.mcqueens-naturshop.de.
NATUR- UND HOBBYLADEN, 91710 Gunzenhausen, Petra Stephan, Strittstr. 4, Tel. 09831-8574, Fax 09831-8566.
*NATURWARENLADEN Löschner, 97447 Gerolzhofen, Weiße-Turm-Str. 1, Tel. 09382-4115, Fax 09382-5692, E-Mail: naturwarenladen@t-online.de
PAPILLON - Die andere Pflege, 71063 Sindelfingen, Planiestr. 13, Regina Brückmann, Tel. 07031-800774.
PROVENCE, 44135 Dortmund, Bissenkamp 12-26, Tel. 0231-578936.
*PURA NATURA, 90402 Nürnberg, Johannesgasse 55, Tel. 0911-209522, Fax 0911-2447507.

SPINNRAD-PARTNER: 03046 Cottbus, Flamingo-Apotheke, Bahnhofstraße 63, Tel.: 0355/780730; 04109 Leipzig, Naturparadies, Strohsackpassage, Nikolaistr. 6-10; Tel.: 0341/ 9612205; 09337 Hohenstein-Ernsthal, Reformhaus Major Tee & Co., Dresdener Straße 5; Tel.: 03723/3961; 09350 Lichtenstein/Sachsen, Major`s Tee & Co, Marktsteig 2, Tel.: 037204/83624; 09599 Freiberg, Apotheke im Kaufland, Häuersteig 8, Tel.: 03731/76274, E-Mail: wienberg@apotheke-kl-freiberg.de, www.kauflandapotheke-freiberg.de; 10178 Berlin-Mitte, Natur Art, Einkaufscenter Berlin-Carré/Alexanderplatz, Karl-Liebknecht-Straße 13, Tel.: 030/2428862; 10247 Berlin, Tee Krentzchen, Mainzer Str. 24, Tel.: 030/2949935; 10961 Berlin-Kreuzberg, Naturebox Naturkosmetik, Zossener Straße 32, Tel: 030/69508303, www.naturebox.de; 12099 Berlin, Reformhaus Gesund & Schön, Tempelhofer Damm 152, Tel.: 030/75659320; 12555 Berlin, Natur-Garten, Alt Köpenick 14, Kay Fabig, Tel.: 030/65 488988, www.natur-garten.de; 13357 Berlin-Wedding, Kräuter Meyer, Gesundbrunnencenter, Badstraße 4, Tel.: 030/49308974; 15366 Hönow, Teevielfalt, Mahlsdorfer Straße 61 HEP, Tel.: 030/9953932; 15517 Fürstenwalde, Vital Center, Eisenbahnstraße 136, Tel.: 03361/693444; 16303 Schwedt, OASEpur, Ringstraße 1, Tel: 03332/838820; 16321 Bernau, Gesundheitsinsel am Steintor, Berliner Straße 2, Tel.: 03338/708577, www.bernau.com/steintorapotheke; 18055 Rostock, Edda`s Hoflädchen, Rostocker Hof, Tel.: 03361/69344; 18057 Rostock, Teekontor Rostock, Doberaner Straße 10-12, Tel.: 0381/514457; 18146 Rostock, Teestübchen Kelsch, Goorstorferstraße 50 (REAL), Tel.: 0381/6002177; 18209 Bad Doberan, Edda`s Teelädchen, Am Markt 14, Tel.: 038203/16459; 20095 Hamburg-Innenstadt, Vitapharm-Apotheke, Bergstr. 7, Tel.: 040/32527690; 20354 Hamburg, Teestation „Die gemütliche Teestube", Stephansplatz 10, Bankpassage, Tel.: 040/352009; 21031 Hamburg-Bergedorf, Spinnrad Partner Schnelle, Alte Holstenstraße 30, Tel.: 040/7214697; 21073 Hamburg-Harburg, Arcaden Apotheke, Lüneburger Straße 45, Tel.: 040/30092121; 21493 Schwarzenbek, Die Stadt Apotheke, Lauenburger Straße 10, Passage, Tel.: 04151/3313; 21502 Geesthacht, Buntenskamp Apotheke, Buntenskamp 5a, Tel.: 04152/75073, www.buntenskamp-apotheke.de; 21614 Buxtehude, Silber & Co., Stavenort 1, Tel.: 04161/513866; 21682 Stade, Delphin-Apotheke, Große Schmiedestraße 6, Tel.: 04141/777430; 22045 Hamburg-Jenfeld, Berliner Bär Apotheke, EKZ Berliner Platz/Dahlemer Ring 15, Tel.: 040/6723132, www.berliner-baer-hamburg.de; 22111 Hamburg-Billstedt, Kräuter Meyer, Billstedt Center, Tel.: 040/73671978; 22159 Hamburg-Farmsen, Center-Apotheke, Berner Heerweg 173-175, Tel.: 040/6430041; 22415 Hamburg, Apotheke am Langenhorner Markt, Langenhorner Markt 9, Einkaufszentrum, Tel.: 040/53283890, E-Mail: Apotheke-hh@t-online.de; 23552 Lübeck, Adler-Apotheke, Breite Str. 71, Tel.: 0451/7988515, E-Mail: adler-apotheke-luebeck@t-online.de; 23562 Lübeck-St.Jürgen, Reformhaus St. Jürgen, Ratzeburger Allee 27 a, Tel.: 0451/5041250; 23566 Lübeck-Buntekuh, Reformhaus im Citypark, Herrenholz 14, Tel.: 0451/2033548; 23611 Bad Schwartau, Stadt-Apotheke Sanitätshaus, Lübecker Str. 18, Tel.: 0451/29250-11, E-Mail: stadt-apotheke@klindwort.de, www.klindwort.de; 23774 Heiligenhafen, Ostsee Tee Hus, Kirchenstraße 1, Tel.: 04362/7027; 23879 Mölln, Stadt-Apotheke, Am Bahnhof 2, Tel.: 04542/3948, www.stadt-apotheke-moelln.de; 23966 Wismar, Teekontor Wismar, Altwismarstr. 24, Tel.: 03841/213320; 24217 Schönberg, De Teepott, Bahnhofstraße 17, Tel.: 04344/6213, www.ostsee-tee.de; 24534 Neumünster, Stadt-Apotheke, Großflecken 20, Tel.: 04321/49490, www.stadtapotheke-nms.de; 24768 Rendsburg, Eider Enten Apotheke, Friedrichstädter Straße 51, Tel.: 04331/433780; 24937 Flensburg, Delphin Apotheke, Südermarkt 12, Tel.: 04611/50400; 25746 Heide, tea & more in der Stadtbrücken-Apotheke, Hamburger Str. 26-28, Tel.: 0481/87780; 26209 Hatten-Sandhaus, Flora Apotheke, Bahnhofstraße 15, Tel.: 04481/234; 26209 Sandkrug, Flora Apotheke, Bahnhofstraße 15, Tel.: 04481/234; 26388 Wilhelmshaven, Spinnrad Partner Meitzler, Preußenstr. 46, Tel.: 04421/806040; 26721 Emden, 1-2-3 Geschenkartikel & mehr, Neutorstraße 36, Tel.: 04921/942391; 27578 Bremerhaven-Specken, Spinnrad Partner Buse, Langener Landstr. 271, Tel.: 0471/805219; 27749 Delmenhorst, Delme Tee Contor, Lange Straße 97, Tel.: 04221/129689; 28199 Bremen-Neustadt, Delme Tee Contor,

Pappelstraße 99-101, Tel.: 0421/501431; 28203 Bremen-Steintor, Fach-Drogerie-Blank, Vor dem Steintor 43, Tel.: 0421/72260; 28215 Bremen-Findorf, Lilje-Naturkosmetik, Hemmstr. 182, Tel.: 0421/3509850; 30159 Hannover, Ernst August Apotheke, Bahnhofstraße 8, Tel.: 0511/363432; 30159 Hannover-City, S.B.S. Naturkosmetik, Georgstraße 7, Tel.: 0511/7000815; 30161 Hannover-Nordstadt, Reformhaus Bertram, Lister Meile 46, Tel.: 0511/319313; 30519 Hannover, Naturprodukte Oasis, Abelmannstraße 8, Tel.: 0511/4735102; 30823 Garbsen, Teehaus Schwarzer Drache, Havelser Straße 1/EKZ Mitte, Tel.: 05131/441884; 31134 Hildesheim, Andreas Apotheke, Almstraße 3, Tel.: 05121/91760; 31655 Stadthagen, Aesculap-Apotheke, Enzer Str. 10, Tel.: 05721/16 64, E-Mail: aesculap-apo@t-online.de, www.aesculap-apotheke-stadthagen.de; 31737 Rinteln, Engel-Apotheke seit 1619, Markt 15, Tel.: 05757/42060; 31785 Hameln, Reformhaus Bertram, Kleine Straße 25, Tel.: 05151/94500; 32049 Herford, Hansa-Apotheke, Hansastraße 26, Tel.: 05221/998250; 32547 Bad Oeynhausen, Apotheke im Werrepark, Mindener Straße 24, Tel.: 0573/1105725; 32756 Detmold, Tee & Krämerladen, Krumme Straße 56, Tel.: 05231/31804, www.ingrids-teeladen.de; 33098 Paderborn, Reformhaus Strauch (Seibel GmbH), Rosenstraße 17, Tel.: 05251/21001; 33154 Salzkotten, Sälzer-Apotheke, Lange Str. 23, Gertrud Schaefer, Tel.: 05258/940 610, E-Mail: info@saelzerapotheke.de, www.saelzerapotheke.de; 33175 Bad Lippspringe, Reformhaus Strauch (Seibel GmbH), Arminiusstraße 10, Tel.: 05252/6962; 33602 Bielefeld-Zentrum, Teegarten, Marktpassage Bahnhofstraße 27a, Tel.: 0521/139015; 33758 Schloss Holte-Stukenbrock, Arminius Apotheke, Holter Straße 4, Tel.: 05207/3293; 34225 Baunatal, Neue Apotheke, H.-Nordhoff-Straße 7, Tel.: 0561/949580; 34454 Arolsen, Akazien-Apotheke, Bahnhofstraße 16, Tel.: 05691/2074; 35037 Marburg, Schlossberg Apotheke, Universitätsstraße 5, Tel.: 06421/23443; 36043 Fulda, Florenberg Apotheke, Chattenstraße 26, Tel.: 0661/9429300; 36381 Schlüchtern, Lotichius-Apotheke, Lotichiusstraße 46, Tel.: 06661-96210, www.lotichius-apotheke.de; 37073 Göttingen, Göttinger Reformhaus, Lange Geismar Straße 44, Tel.: 0551/56058; 37079 Göttingen, Reformhaus im Kaufpark, Otto-Brenner-Straße 1, Tel.: 0551/56058; 38226 Salzgitter Lebensted, Reformhaus Bertram, In den Blumentriften 1, Tel.: 05341/43324; 38440 Wolfsburg, Garias, Die natürliche Drogerie, Kaufhofpassage 8, Tel.: 05361/655500; 38640 Goslar, Reformhaus Bertram, Breite Straße 8, Tel.: 05321/22087; 38855 Wernigerode, Reformhaus Saaber, Ringstraße 31-37, Tel.: 03943/603300; 40227 Düsseldorf-Oberbilk, Schwanen-Apotheke, Kölner Straße 258, Tel.: 0211/787837, www.schwanen-apo.com; 40591 Düsseldorf-Wersten, Apotheke Dr. Herrmann, Kölner Landstraße 205, Tel.: 0211/7580840, www.apotheke-dr-herrmann.de; 40597 Düsseldorf-Benrath, Spinnrad Partner Steioff, Hauptstraße 9, Tel.: 0211/7180811; 41061 Mönchengladbach, Spinnrad Partner Steioff, Hindenburgstraße 12, Tel.: 02161/567960; 42853 Remscheid, Adler Apotheke/ Herba Reformhaus, Alleestr. 11, Tel.: 02191/923026, E-Mail: ruepp@aar.de; 44649 Herne 2 (Wanne), Reformhaus Klaas (Seibel GmbH), Hauptstraße 261, Tel.: 02325/73996; 44795 Bochum, Alte Apotheke Weitmar, Hattinger Straße 334, Tel.: 0234/431421, www.alte-apotheke-bochum.de; 44869 Bochum, Bio S-Bahnhof, Höntroper Straße 48, Tel.: 02327/52277; 45127 Essen-City, Spinnrad & more, City-Center/Porscheplatz, Tel.: 0209/947840, www.the-trading-enterprise.com; 45276 Essen-Steele, Abaddon, Bochumer Straße 2-4, Tel.: 0201/5927734; 45468 Mülheim/ Ruhr, Reformhaus Seibel GmbH, Forum City am Hbf., Tel.: 0208/385374; 45657 Recklinghausen, Duftkännchen Ott, Reitzensteinstr. 50, Tel.: 02361/16216; 45699 Herten, Reformhaus Klaas (Seibel GmbH), Ewaldstraße 17, Tel.: 02366/87231; 45879 Gelsenkirchen-City, Rosen-Apotheke, Robert-Koch-Straße 2, Tel.: 0209/22104; 45881 Gelsenkirchen-Schalke, Spinnrad & more, Wilhelminenstraße 165-167, Tel.: 0209/947840, www.the-trading-enterprise.com; 46047 Oberhausen, Reformhaus Seibel GmbH, Centro EKZ, Tel.: 0208/802001; 46145 Oberhausen, Glocken Apotheke, Kantstraße 17, Am kleinen Markt, Tel.: 0208/669414; 46236 Bottrop, Pinguin Apotheke, Osterfelder Straße 15, Tel.: 02041/28892; 46397 Bocholt, Reformhaus Feldmann, Königstraße 6, Tel.: 02871/226175; 47167 Duisburg-Neumühl, Alpha Apotheke, Lehrerstraße 5, Tel.: 0203/9948510; 47495 Rheinberg, Römer Apotheke, Bahnhofstraße 35, Tel.: 02843/6116; 47495 Rheinberg, Römer Apotheke, Bahnhofstraße 35, Tel.: 02843/6116; 47495 Rheinberg, Römer Apotheke, Römerstraße 16, Tel.: 02843/6116; 48143 Münster, Mocca-Haus Fritz, Aegidiistraße 54, Tel.: 0251/4844683; 48143 Münster, Spinnrad-Partner Fritz, Rothenburg 53, Thomas Bzowka, Tel.: 0251/46094, 48231 Warendorf, Spinnrad Partner Koschorreck, Ostwall 41, Tel.: 02581/787789; 49565 Bramsche, Das Kunst-Stückchen, Große Straße 33, Tel.: 05461/880688, E-Mail: heikelienert@gmx.de; 49661 Cloppenburg, Königs-Apotheke, Mühlenstr. 2, Tel.: 04471/2159, E-Mail: info@koenigs-apotheke.com, www.koenigs-apotheke.com; 50259 Pulheim-Stommeln, Das Stommelner Gesundhaus - Adler Apotheke & Refor, Josef-Gladbach-Platz 8, Tel.: 02238/2023; 50354 Hürth, Rosen-Apotheke, Kaulardstr. 44, Tel.: 02233/965252, E-Mail: info@rosenapotheke-huerth.de, www.rosenapotheke-huerth.de; 50667 Köln, Naturprodukt24.com, Breitestr. 80-90, Tel.: 0221/851107, E-Mail: emmillia@gmx.de, www.naturprodukt24.com; 50678 Köln, Severin Apotheke, Severin Straße 45, Tel.: 0221/313185; 51143 Köln, Margot`s Bioecke, Wilhelmstraße, Tel.: 02203/55242; 52349 Düren, Spinnrad Partner Härrig, Josef-Schregel-Straße 48, Tel.: 02421/10082; 52477 Alsdorf, Anna-Apotheke, Bahnhofstraße 59, Tel.: 02404/90610, www.anna-apotheke.com; 53173 Bonn, Alte Apotheke, Koblenzer Str. 58, Stefan Fröling, Tel.: 0228/353001, E-Mail:

info@alte-apotheke.com, www.alte-apotheke.com; 53757 St. Augustin, Süd-Apotheke, Südstr. 33, Tel.: 02241/202023; 53840 Troisdorf, Bioshop, Kölner Straße 36a, Tel.: 02241/978091; 54290 Trier, Vier-Länder-Apotheke, Brotstraße 45, Tel.: 0651/44909; 54292 Trier, Christophorus Apotheke, Theodor-Heuss-Allee 18, Tel.: 0651/25816; 54516 Wittlich, Minotaurus Tee & Naturwaren, Himmeroder Straße 9-11, Tel.: 06571/96273, www.spin-nature.de; 55116 Mainz, Apotheke am Brand, Am Brand 28, Dr. rer. md. K. Albers, Tel.: 06131/231819, E-Mail: dr.klaus.albers@t-online.de, www.apotheke-am-brand.de; 55116 Mainz-City, Schiller-Apotheke, Emmeranstraße 3, Tel.: 06131/225147; 55128 Mainz, Center Apotheke im Gutenbergcenter, Essenheimer Str. 222, Tel.: 06131/1407666; 56068 Koblenz, Schloss-Apotheke, Schlossstraße 17, Tel.: 0261/18430; 56170 Bendorf, Center-Apotheke, Hauptstraße 125, Tel.: 02622/903377, www.center-apotheke-bendorf.de; 59555 Lippstadt, Röss'l-Apotheke, Lange Straße 56, Tel.: 02941/4207; 59597 Erwitte, Adler Apotheke, Hellweg 9b, Tel.: 02943/49320; 63739 Aschaffenburg, Die Teestube, Treibgasse 10, Tel.: 06021/26795; 63739 Aschaffenburg, Die Teestube, Sandgasse 29, Tel.: 06021/26795; 65185 Wiesbaden, Bettinas Kramladen, Körnerstraße 6; 65929 Frankfurt-Höchst, TEE-FEE, Emmerich-Josef-Straße 31, Tel.: 069/36007979; 66117 Saarbrücken, Bellevue-Apotheke, Metzer Straße 102, Tel.: 0681/56582; 66386 St. Ingbert, Die Tee-Liebe, Pfarrgasse 2, Tel.: 06894/34034; 66424 Homburg/Saar, Ringelblume Naturfeinkost, Saarbrücker Straße 5, Tel.: 06841/64594; 66440 Blieskastel, Die Tee Liebe, Kardinal-Wendel-Straße 51, Tel.: 06842/507603; 66540 Neunkirchen-Wiebelskirchen, Glück-auf-Apotheke, Kuchenbergerstr. 29, Tel.: 06821/57880; 66606 St. Wendel, Luisen Apotheke, Bahnhofstraße 18, Tel.: 06851/3127; 67065 Ludwigshafen-Gartenstadt, Kreuz-Apotheke, Maudacherstraße 201, Tel.: 0621/552152; 67067 Ludwigshafen-Maudach, Barbara-Apotheke, Silger Straße 7, Tel.: 0621-551440; 67071 Ludwigshafen-Oggersheim, Ritter Apotheke, Dürkheimer Straße 30, Tel.: 0621/676513; 67098 Bad Dürkheim, Löwen-Apotheke, Stadtplatz 9, Tel.: 06322/8001, www.loewenapotheke-duew.de; 67136 Fussgönheim, Schloss-Apotheke, Bahnhofstr. 8, Tel.: 06237/977 20, E-Mail: schlossapotheke-fussgoenheim@t-online.de, www.apotheke-fussgoenheim.de; 67433 Neustadt, Stern-Apotheke, Hauptstr. 82, Tel.: 06321/2367, www.stern-apotheke-neustadt.de; 67655 Kaiserslautern, Potpourrie, Pirmasenser Straße 8, Tel.: 0631/4149045; 67716 Heltersberg, Holzland-Apotheke, Hauptstr. 44, Tel.: 06333/99160, E-Mail: holzlandapotheke@ad.com; 68259 Mannheim, Drogerie Wagenhals-Freyburger, Hauptstraße 23, Tel.: 0621-791754; 69117 Heidelberg, Teemeister Tan, Hauptstraße 24, Tel.: 07131/84013; 70806 Kornwestheim, Stern Apotheke, Bahnhofstraße 2-6, Tel.: 07154/29252; 71034 Böblingen, Apotheke Hulb, Otto-Lilienthal-Straße 24, Tel.: Tel.07031-469317; 71634 Ludwigsburg, Spinnrad Partner Baccar, Holzmarkt 2, Tel.: 07141-6434114; 73430 Aalen, Aalener Teeladen, Mittelbachstraße 20, Tel.: 07171/39778; 74072 Heilbronn, Heilbronner Teeladen, Kirchbrunnenstraße 11, Tel.: 07131/84013; 76133 Karlsruhe, Janssen Kaffee und Tee, Kaiserstraße 38, Tel.: 0721/378484; 76297 Stutensee, Tee und Service, Hindenburgstr. 52, Tel.: 07249/599; 76829 Landau, Engel Apotheke, Marktstraße 90, Tel.: 06341/86661; 76863 Herxheim, Alte Apotheke von 1837, Obere Hauptstraße 1, Tel.: Tel.07276-8578; 76887 Bad Bergzabern, Markt Apotheke, Marktstraße 22, Tel.: 06343/93550; 83022 Rosenheim, Spinnrad Partner Kempf, Stadtcenter Kufsteiner Straße; 83278 Traunstein, Spinnrad Partner Kempf, Maximilianstraße 33, Tel.: Tel.0861/69506; 88074 Meckenbeuren, Die grüne Schiene, Am Bahnhofsplatz 16, Tel.: 07542/912570; 88326 Aulendorf, Inspiration, Kornhausstraße 1, Tel.: 07525/913100; 89520 Heidenheim, Silvi`s Lädle, Würzburger Straße 21, Tel.: 07321/65440; 91541 Rothenburg, Rothenburger Projektschmiede e.V., Schlachthofstr. 37 c, Tel.: 09861/935 133, www.projektschmiede.org; 92237 Sulzbach-Rosenberg, St. Anna-Apotheke, Rosenberger Straße 31, Tel.: 09661/4065, www.stanna-apotheke.de; 95028 Hof, Alraune, Marienstraße 52, Tel.: 09281/16253; 96215 Lichtenfels, Rats-Apotheke, Innere Bamberger Str. 6-8, Tel.: 09571/2544, E-Mail: kontakt@ratsapotheke-lichtenfels.de, www.ratsapotheke-lichtenfels.de; 97421 Schweinfurt, Spinnrad Partner Riedl, Lange Zehnstraße 20, Tel.: 09721/533524; 99084 Erfurt, Apollo Vital, Anger 2, im Karstadt Sporthaus, Tel.: 0361/241166; 99084 Erfurt, Apollo Apotheke, Juri-Gagarin-Straße 94, Tel.: 0361/241166.

In der Schweiz:
Interwega Handels GmbH DORF-LÄDELI, CH-8863 Buttikon, Kantonsstr. 49, Postfach 125, Tel. 055-4441854.
*DROGERIE IM DREIANGEL, CH-3552 Bärau, Bäraustr. 45, Tel./Fax 034-4021565.
*INTERWEGA Handels GmbH, CH-8863 Buttikon, Kantonsstr. 49, Tel. 055-4441854, Fax 055-4442477.

In Österreich:
*ART OF BEAUTY, A-4600 Wels, Dr.-Salzmannstr. 8-10, Tel./Fax 07242-57226, E-Mail: veronika@art-of-beauty.at.
*CREATIV-COSMETIK, A-5020 Salzburg, Ganshofstr. 8, Tel. 0662-848802, Fax 0662-848803.

Die mit * gekennzeichneten Firmen betreiben auch Versandhandel.

Einige Substanzen erhalten Sie auch in Reformhäusern, Drogerien, Apotheken, Bioläden und Lebensmittelläden. Vergleichen Sie die Preise!

Hinweis:
Autoren und Verlag bemühen sich, in diesem Verzeichnis nur Firmen zu nennen, die hinsichtlich der Substanzen und Preise zuverlässig und günstig sind. Trotzdem kann eine Gewährleistung von Autoren und Verlag nicht übernommen werden. Irgendwelche Formen von gesellschaftsrechtlicher Verbindung, Beteiligung und/oder Abhängigkeit zwischen Autoren und Verlag einerseits und den hier aufgeführten Firmen andererseits existieren nicht.

Weitere Titel aus der Hobbythek-Reihe:

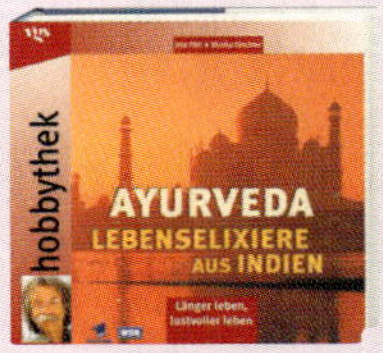

Jean Pütz/Monika Kirschner
LEBENSELIXIERE AUS INDIEN
Ayurveda
ISBN 3-8025-6221-6

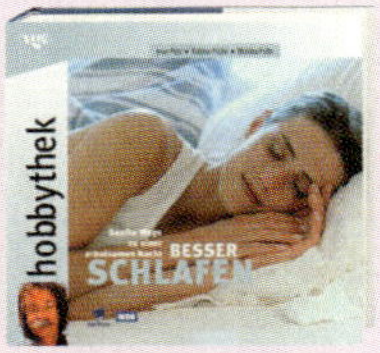

Jean Pütz/Sabine Fricke/
Monika Pohl
BESSER SCHLAFEN
Sanfte Wege zu einer erholsamen Nacht
ISBN 3-8025-6222-4

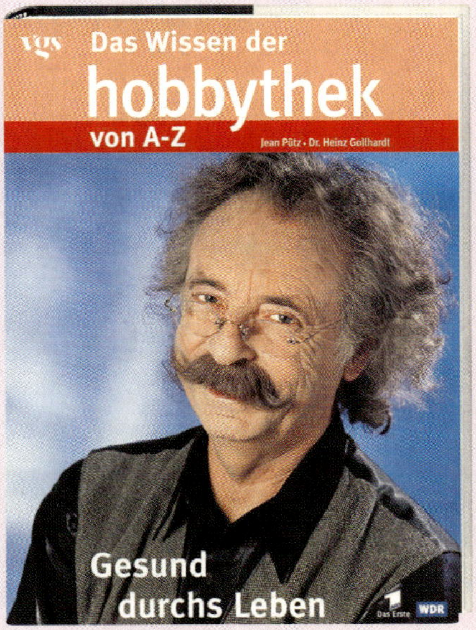

Jean Pütz/Dr. Heinz Gollhardt
DAS WISSEN DER HOBBYTHEK VON A–Z
ISBN 3-8025-6226-7

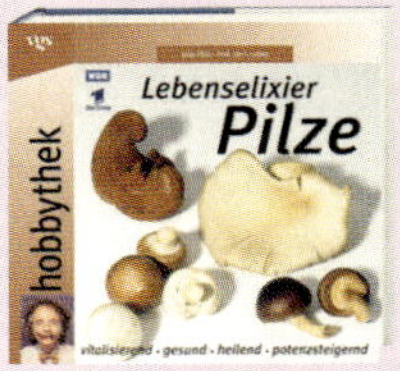

Jean Pütz/Prof. Jan I. Kelly
LEBENSELIXIER PILZE
ISBN 3-8025-6224-0

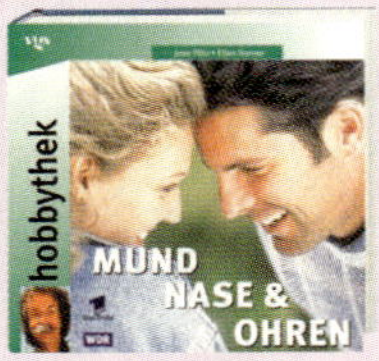

Jean Pütz/Ellen Norten
MUND, NASE & OHREN
ISBN 3-8025-6223-2

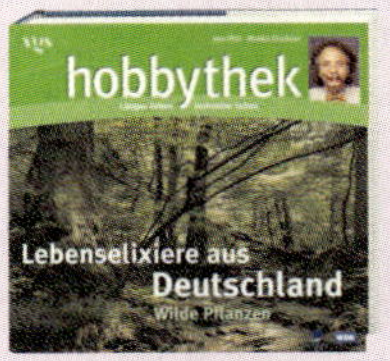

Jean Pütz/Monika Kirschner
LEBENSELIXIERE AUS DEUTSCHLAND
Wilde Pflanzen
ISBN 3-8025-6228-3

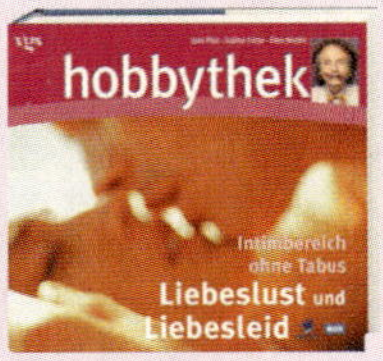

Jean Pütz/Sabine Fricke/
Ellen Norten
LIEBESLUST UND LIEBESLEID
Intimbereich ohne Tabus
ISBN 3-8025-6227-5

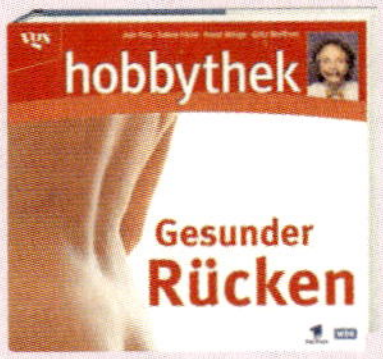

Jean Pütz/Sabine Fricke/
Horst Minge/Götz Meißner
GESUNDER RÜCKEN
ISBN 3-8025-6229-1

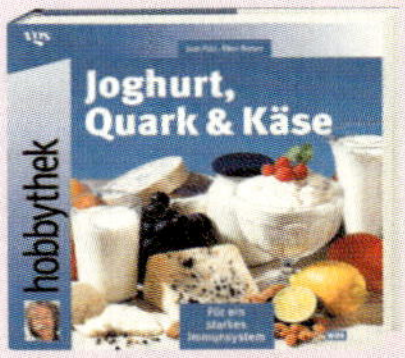

Jean Pütz/Ellen Norten
JPGHURT, QUARK UND KÄSE
Für ein starkes Immunsystem
ISBN 3-8025-6213-5

konkret, praktisch und aktuell

hobbythek bei rororo

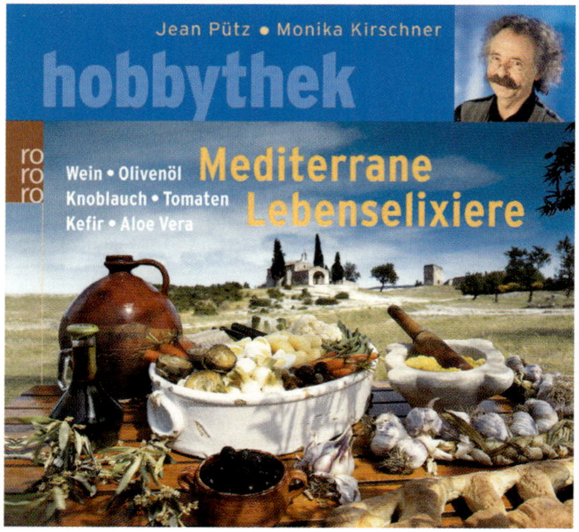

ISBN 3 499 61521 5

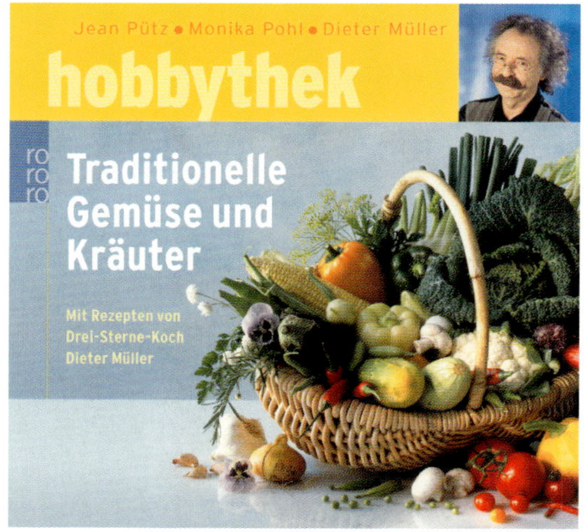

ISBN 3 499 61522 3

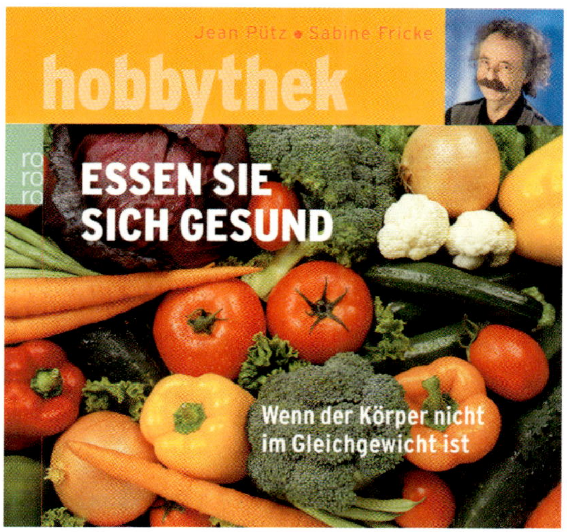

ISBN 3 499 61523 1

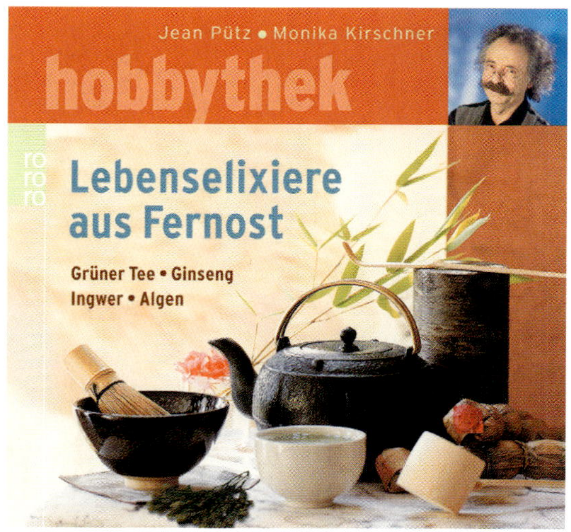

ISBN 3 499 61525 8

Bücher zum Wohlfühlen

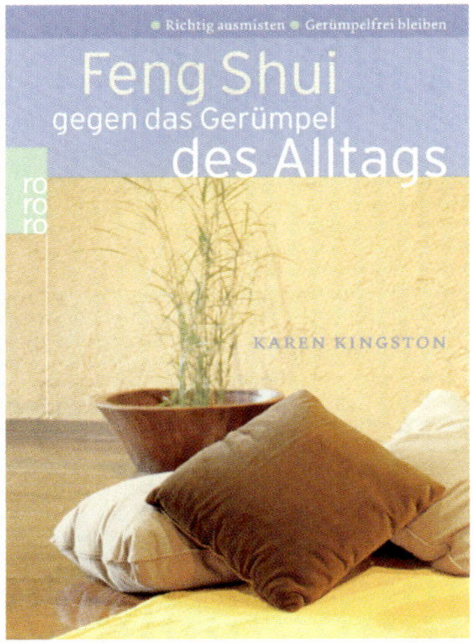

ISBN 3 499 61399 9

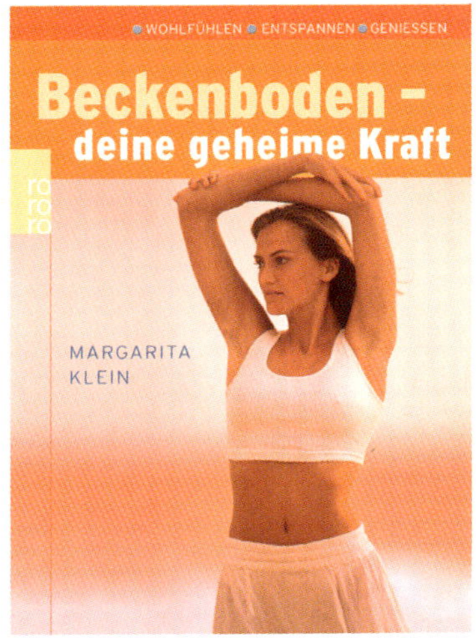

ISBN 3 499 61465 0

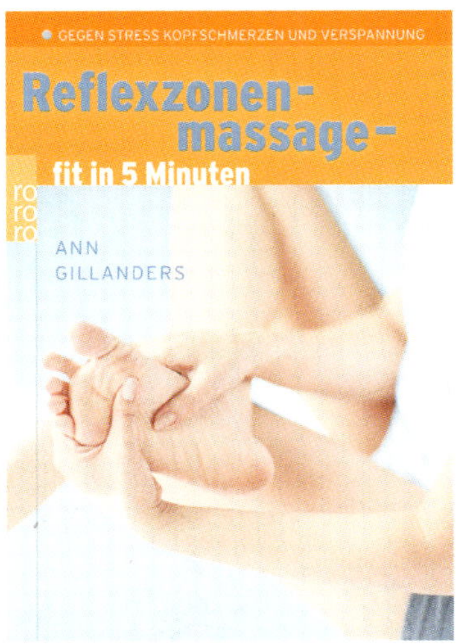

ISBN 3 499 61504 5

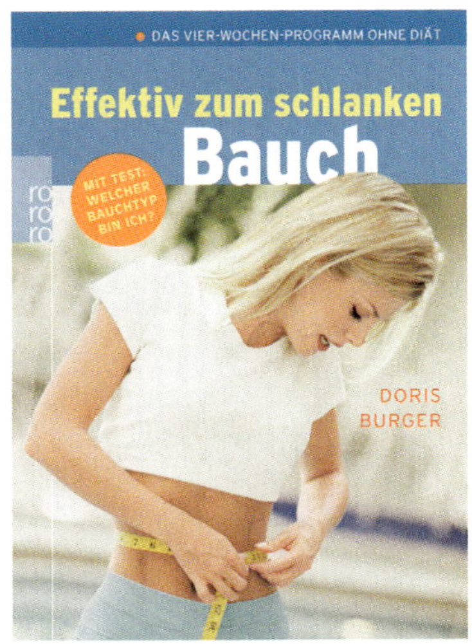

ISBN 3 499 61527 4